国家卫生和计划生育委员会"十二五"规划教材
全国卫生职业教育教材建设指导委员会"十二五"规划教材
全国高职高专院校教材
供护理、助产专业用

护理研究基础

U0225887

主　编　曹枫林
副主编　陈　沁　崔仁善
编　者（按姓氏笔画排序）
　　　　厉　萍（山东大学护理学院）（兼秘书）
　　　　李希滨（黑龙江护理高等专科学校）
　　　　陈　沁（广州医科大学卫生职业技术学院）
　　　　赵燕利（郑州大学护理学院）
　　　　崔仁善（沈阳医学院）
　　　　曹丹凤（山东省千佛山医院）
　　　　曹枫林（山东大学护理学院）

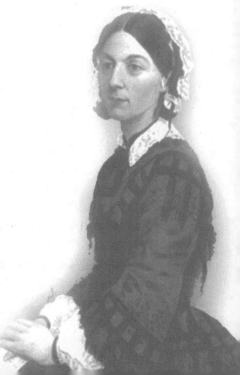

 人民卫生出版社

图书在版编目（CIP）数据

护理研究基础 / 曹枫林主编. —北京：人民卫生出版社，2014.1

ISBN 978-7-117-18396-3

Ⅰ. ①护…　Ⅱ. ①曹…　Ⅲ. ①护理学－高等职业教育－教材　Ⅳ. ①R47

中国版本图书馆 CIP 数据核字（2013）第 279500 号

人卫社官网　www.pmph.com	出版物查询，在线购书
人卫医学网　www.ipmph.com	医学考试辅导，医学数据库服务，医学教育资源，大众健康资讯

护理研究基础

主　　编：曹枫林
出版发行：人民卫生出版社（中继线 010-59780011）
地　　址：北京市朝阳区潘家园南里 19 号
邮　　编：100021
E - mail：pmph @ pmph.com
购书热线：010-59787592　010-59787584　010-65264830
印　　刷：尚艺印装有限公司
经　　销：新华书店
开　　本：850×1168　1/16　印张：9　插页：8
字　　数：241 千字
版　　次：2014 年 1 月第 1 版　2017 年 10 月第 1 版第 5 次印刷
标准书号：ISBN 978-7-117-18396-3/R·18397
定　　价：24.00 元

打击盗版举报电话：010-59787491　E-mail：WQ @ pmph.com
（凡属印装质量问题请与本社市场营销中心联系退换）

修订说明

第一轮全国高职高专护理专业卫生部规划教材出版于1999年,是由全国护理学教材评审委员会和卫生部教材办公室规划并组织编写的"面向21世纪课程教材"。2006年第二轮教材出版,共23种,均为卫生部"十一五"规划教材;其中8种为普通高等教育"十一五"国家级规划教材,《基础护理学》为国家精品教材。本套教材是我国第一套高职高专护理专业教材,部分教材的读者已超过百万人,为我国护理专业发展和高职高专护理人才培养作出了卓越的贡献!

为了贯彻全国教育工作会议、《国家中长期教育改革和发展规划纲要(2010—2020年)》、《教育部关于"十二五"职业教育教材建设的若干意见》等重要会议及文件精神,在全国医学教育综合改革系列精神指引下,在护理学成为一级学科快速发展的前提下,全国卫生职业教育护理类专业教材评审委员会于2012年开始全国调研,2013年团结全国25个省市自治区99所院校的专家规划并共同编写完成第三轮教材。

第三轮教材的目标是"服务临床,立体建设,打造具有国内引领、国际领先意义的精品高职高专护理类专业教材"。本套教材的编写指导思想为:①坚持国家级规划教材的正确出版方向。②坚持遵循科学规律,编写精品教材。③坚持职业教育的特性和特色。④坚持护理学专业特色和发展需求,实现"五个对接":与服务对象对接,体现以人为本、以病人为中心的整体护理理念;与岗位需求对接,贯彻"早临床、多临床、反复临床",强化技能实训;与学科发展对接,更新旧的理念、理论、知识;与社会需求对接,渗透人文素质教育;与执业考试对接,帮助学生通过执业考试,实现双证合一。⑤坚持发挥教材评审委员会的顶层设计、宏观规划、评审把关的作用。⑥坚持科学地整合课程,构建科学的教材体系。⑦坚持"三基五性三特定"。⑧坚持人民卫生出版社"九三一"质量控制体系。⑨坚持"五湖四海"的精神,建设创新型编写团队。⑩坚持教学互长,教材学材互动,推动师资培养。

本套教材的特点为:

1. 教材体系创新 全套教材包括主教材、配套教材、网络增值服务平台、题库4个部分。主教材包括2个专业,即护理、助产;5个模块,即职业基础模块、职业技能模块、人文社科模块、能力拓展模块、临床实践模块;38种教材,其中修订23种,新编15种。以上教材均为国家卫生和计划生育委员会"十二五"规划教材,其中24种被确定为"十二五"职业教育国家规划教材立项选题。

2. 教材内容创新 本套教材设置了学习目标、导入情景/案例、知识拓展、课堂讨论、思考与练习等栏目,以适应项目学习、案例学习等不同教学方法和学习需求;注重吸收护理行业发展的新知识、新技术、新方法;丰富和创新实践教学内容和方法。

3. 教材呈现形式创新 本套教材根据高职高专护理类专业教育的特点和需求,除传统的纸质教材外,创新性地开发了网络增值服务平台,使教材更加生活化、情景化、动态化、形象化。除主教材外,开发了配合实践教学、护士执业考试的配套教材,实现了教材建设的立体化。

4. 教材编写团队创新 教材编写团队新增联络评审委员、临床一线护理专家,以保证教材有效的统筹规划,凸显权威性、实用性、先进性。

全套教材将于2014年1月出版,供全国高职高专院校使用。

教材目录

说明：

- 职业基础模块：分为传统和改革 2 个子模块，护理、助产专业任选其一。
- 职业技能模块：分为临床分科、生命周期、助产 3 个子模块，护理专业在前两个子模块中任选其一，助产专业选用第三个子模块。
- 人文社科模块：护理、助产专业共用。
- 能力拓展模块：护理、助产专业共用。
- 临床实践模块：分为护理、助产 2 个子模块，供两个专业分别使用。

序号	教材名称	版次	主编	所供专业	模块	配套教材	评审委员
1	人体形态与结构	1	牟兆新 夏广军	护理、助产	职业基础模块 I	√	路喜存
2	生物化学	1	何旭辉	护理、助产	职业基础模块 I	√	黄 刚
3	生理学	1	彭 波	护理、助产	职业基础模块 I	√	赵汉英
4	病原生物与免疫学 *	3	刘荣臻 曹元应	护理、助产	职业基础模块 I	√	陈命家
5	病理学与病理生理学 *	3	陈命家 丁运良	护理、助产	职业基础模块 I	√	吕俊峰
6	正常人体结构 *	3	高洪泉	护理、助产	职业基础模块 II	√	巫向前
7	正常人体功能 *	3	白 波	护理、助产	职业基础模块 II	√	巫向前
8	疾病学基础 *	1	胡 野	护理、助产	职业基础模块 II	√	杨 红
9	护用药理学 *	3	陈树君 秦红兵	护理、助产	职业基础模块 I、II 共用	√	姚 宏
10	护理学导论 *	3	李晓松	护理、助产	职业基础模块 I、II 共用		刘登蕉
11	健康评估 *	3	刘成玉	护理、助产	职业基础模块 I、II 共用	√	云 琳
12	基础护理学 *	3	周春美 张连辉	护理、助产	职业技能模块 I、II、III 共用	√	姜安丽
13	内科护理学 *	3	李 丹 冯丽华	护理、助产	职业技能模块 I、III 共用	√	尤黎明
14	外科护理学 *	3	熊云新 叶国英	护理、助产	职业技能模块 I、III 共用	√	李乐之 党世民
15	儿科护理学 *	3	张玉兰	护理、助产	职业技能模块 I、III 共用	√	涂明华
16	妇产科护理学	3	夏海鸥	护理	职业技能模块 I	√	程瑞峰

续表

序号	教材名称	版次	主编	所供专业	模块	配套教材	评审委员
17	眼耳鼻咽喉口腔科护理学※	3	陈燕燕	护理、助产	职业技能模块Ⅰ、Ⅲ共用	√	姜丽萍
18	母婴护理学	2	简雅娟	护理	职业技能模块Ⅱ	√	夏海鸥
19	儿童护理学	2	臧伟红	护理	职业技能模块Ⅱ	√	梅国建
20	成人护理学※	2	张振香 蔡小红	护理	职业技能模块Ⅱ	√	云琳
21	老年护理学※	3	孙建萍	护理、助产	职业技能模块Ⅰ、Ⅱ、Ⅲ共用	√	尚少梅
22	中医护理学※	3	温茂兴	护理、助产	职业技能模块Ⅰ、Ⅱ、Ⅲ共用	√	熊云新
23	营养与膳食※	3	季兰芳	护理、助产	职业技能模块Ⅰ、Ⅱ、Ⅲ共用		李晓松
24	社区护理学	3	姜丽萍	护理、助产	职业技能模块Ⅰ、Ⅱ、Ⅲ共用	√	尚少梅
25	康复护理学基础	1	张玲芝	护理、助产	职业技能模块Ⅰ、Ⅱ、Ⅲ共用		李春燕
26	精神科护理学※	3	雷慧	护理、助产	职业技能模块Ⅰ、Ⅱ、Ⅲ共用	√	李莘
27	急危重症护理学※	3	王惠珍	护理、助产	职业技能模块Ⅰ、Ⅱ、Ⅲ共用		李春燕
28	妇科护理学※	1	程瑞峰	助产	职业技能模块Ⅲ	√	夏海鸥
29	助产学	1	魏碧蓉	助产	职业技能模块Ⅲ	√	程瑞峰
30	优生优育与母婴保健	1	宋小青	助产	职业技能模块Ⅲ		夏海鸥
31	护理心理学基础※	2	李丽华	护理、助产	人文社科模块		秦敬民
32	护理伦理与法律法规※	1	秦敬民	护理、助产	人文社科模块		王瑾
33	护理礼仪与人际沟通※	1	秦东华	护理、助产	人文社科模块		秦敬民
34	护理管理学基础	1	郑翠红	护理、助产	能力拓展模块		李莘
35	护理研究基础	1	曹枫林	护理、助产	能力拓展模块		尚少梅
36	传染病护理※	1	张小来	护理、助产	职业技能模块Ⅱ	√	尤黎明
37	护理综合实训	1	张美琴 邢爱红	护理、助产	临床实践模块Ⅰ、Ⅱ共用		巫向前
38	助产综合实训	1	金庆跃	助产	临床实践模块Ⅱ		夏海鸥

注:凡标"※"者已被立项为"十二五"职业教育国家规划教材。

全国卫生职业教育护理类专业教材评审委员会名单

主编简介与寄语

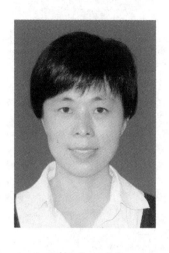

曹枫林，博士，教授，博士生导师，山东大学护理学院副院长。先后去瑞典 Karolinska Institute、美国 University of California San Diego 进修学习。主要研究领域：精神心理护理、心理应激与健康。主要教学领域：护理心理学、精神科护理学、护理研究。主持教育部社科、省自然科学基金等课题多项，以第一作者和通讯作者发表 SCI、SSCI 论文 5 篇，其中两篇在 web of science 的引用次数为 103 次。发表 CSSCI 论文 18 篇。主编规划教材 4 部，主编教育部"十一五"规划教材 1 部。曾先后获得山东大学第三届教学能手、山东大学优秀教师、山东大学"我心目中的好导师"等称号。

兼任教育部护理学专业教学指导委员会委员、中国儿童青少年心理卫生专业委员会委员、中华护理学会院校专业委员会委员，《护理研究》、《中华现代护理杂志》、《中华护理教育杂志》编委。

写给同学们的话——

天道酬勤，有恒乃成，希望同学们能珍惜宝贵的学生时代，勤奋笃行，持之以恒，认真学习，不断实践，相信你一定能学有所获！实现心中的梦想！

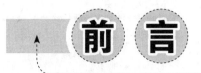

前言

　　《护理研究基础》是在全国高等医药教材建设委员会的领导和支持下,在各位编者的共同努力下,根据全国高职高专护理类专业第三轮规划教材主编人会议精神编写而成。

　　《护理研究基础》作为高职高专"能力拓展模块"的课程,旨在培养学生能够初步理解科学研究的基本原则、方法和步骤,熟悉检索文献的基本方法,读懂研究论文。

　　本教材在坚持"三基五性"基本原则的基础上,力求体现高职高专的培养目标,突出教材的适用性和先进性,其特点主要表现在:①在编写形式上加入学习目标、导入情景、知识链接、思考与练习等,旨在启发学生思考、增加阅读兴趣、培养创新能力。②丰富实践教学内容:在编写内容上增加了实验指导部分,指导教师和学生进行实训。③编制教材增值服务数字资源,如电子教案、扩展阅读、试题等,为读者提供在线增值服务。④做好与本科教材的衔接,重点讲解了科学研究的最基本的原则、方法、步骤,对于本科阶段要学习的质性研究、循证护理、科研计划书撰写等内容没有涉及或涉及较少。

　　全书共分为八章,紧扣护理研究的各个环节进行编写,包括绪论、研究选题、文献检索、研究设计、总体和样本、资料的收集、资料的整理与分析、护理论文的撰写。

　　本书主要读者是我国护理学、助产专业高职高专学生,也可供护理专业教师和临床护理工作者使用和参考。

　　本书在编写过程中得到了各编者所在院校和单位的大力支持,在此表示衷心的感谢。本书参编人员均具有丰富的教学经验和严谨的治学态度,但由于时间仓促和本人水平所限,疏漏和错误之处在所难免,敬请读者和同行提出宝贵意见。

曹枫林

2013 年 11 月

目 录

第一章 绪 论

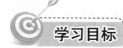

学习目标

1. 掌握护理研究的相关概念。
2. 熟悉护理研究的伦理原则。
3. 了解护理研究的发展概况。
4. 能正确描述护理研究的基本过程。
5. 具有遵循护理研究伦理原则的能力。

护理学是一门融科学性与艺术性为一体的学科。护理学作为一门科学,需要广大护理人员不断开展科学研究活动,以发展、完善自身的知识体系,指导护理实践。本章主要介绍护理研究的基本概念、基本过程和伦理原则。

第一节 概 述

护理研究是促进护理学科发展的重要途径,通过研究可以深入理解护理现象的本质,探索护理活动的规律,产生新的知识和理论,从而指导临床实践。

一、科学和科学研究的概念

科学是人类的智力活动,是探索未知、发现真理、积累并筛选知识、传播文明、发展人类思维能力和创造能力的活动。科学是科学知识与科学研究的结合。科学知识是一系列在逻辑上相互联系的命题体系。**科学研究(scientific research)是一种有系统地、有控制地探索和解决问题的活动,并能从中获得客观规律和产生新知识,进而阐明实践与理论间的关系。**科学研究的本质是创新和发展,科学精神根本的原则为实事求是。

二、护理学和护理研究的概念

护理学是一门以自然科学和社会科学理论为基础,研究维护、促进、恢复人类健康的护理理论、知识、技能及其发展规律的综合性应用学科。护理学的功能是明确并处理个人、家庭、社区和群体对各种健康问题的反应,提供健康照护。

护理研究(nursing research)是用科学的方法反复地探索、回答和解决护理领域的问题,直接或间接地指导护理实践的过程。护理研究能解决护理专业,包括临床护理、护理教育、护理管理等领域的问题,为护理决策提供科学的、有价值的证据。护理研究的最终目的是形成、提炼或扩展护理领域的知识,从而提高护理实践的科学性、系统性和有效性。护理研究的范畴主要涉及临床护理研究、护理教育研究、护理管理研究、护理理论研究、护理学历史研究等方面。

护理研究包括量性研究和质性研究两大类。与量性研究相对应的研究方法包括描述性研究、相关性研究、实验性研究等,其目的是认识、描述、探索、解释、预测和控制事物;与质

1

性研究相对应的研究方法包括现象学研究、扎根理论研究、人种学研究、行动研究等,其目的是认识、描述、理解、引发共鸣。本书主要介绍量性研究方法。

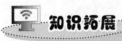

知识拓展

科学方法与日常方法的区别

	科学方法	日常方法
方法	实证的	直觉的
态度	批判性的、持怀疑态度的	非批判性的、认可的
观察	系统的、控制的	随意的、非控制的
报告	无偏差的、客观的	有偏差的、主观的
概念	定义清晰、操作具体	模糊的,带有冗余含义
仪器	精确的、准确的	不精确的、不准确的
测量	可信的、有效的	不可信的、无效的
假设	可检验的	不可检验的

三、护理研究的发展概况

(一)国外护理研究的发展概况

护理研究始于 19 世纪南丁格尔在克里米亚战争时期的调查研究。南丁格尔在克里米亚战争时期观察并记录了护理措施的效果,认为系统地收集资料和探索解决问题的方法对于护理专业是必要的。但是,自从南丁格尔时代直到 20 世纪中叶,护理研究很少受关注,之后护理研究的发展经历了一个循序渐进的过程。

1. 19 世纪的南丁格尔时代　南丁格尔在健康保健和护理专业领域里被誉为改革者和研究者。南丁格尔在她的《护理札记》(Notes on Nursing)中描述了她最初的研究活动,强调了健康的环境对促进病人身心健康的重要性。南丁格尔最著名的是她在克里米亚战争期间所收集的资料和所做的统计分析结果。她收集了士兵的发病率和死亡率及其影响因素,并用图表呈现了调查结果。南丁格尔的调查结果改变了军队和社会对照顾伤病者的态度,军队开始重视并保障伤病员能够获得足够的食物、适宜的住处和接受恰当的医疗和护理处置,而上述措施使克里米亚战争期间士兵的伤亡率从 43% 降低到 2.2%。同时,其研究结果也对改进军队的组织管理和医院的建筑结构起到了促进作用。

2. 20 世纪初期到 40 年代　该阶段的研究主要集中在护理教育方面,研究成果促使越来越多的护士学校建立在大学的教育环境中。在临床护理研究方面重点是如何组织和提供护理服务。这些研究包括护理人员的种类和数量、排班方式、病人分类系统、病人和工作人员的满意度、病区的安排等。

3. 20 世纪 50 年代　该时期护理研究发展迅速。1952 年美国《护理研究》(Nursing Research)杂志创刊,促进了护理科研成果的发表。同时大学护理系和护理研究硕士班开设护理研究方法的课程;1953 年美国哥伦比亚大学首先开办"护理教育研究所";1955 年美国护士协会成立了美国护士基金会,促进了护理研究工作的蓬勃发展。该时期的研究重点是探讨护士是什么、护理是什么、理想的护士特性是什么等概念性问题。

4. 20 世纪 60 年代以后　20 世纪 60 年代后护理研究的重点在于比较不同学制的护理教育。护理研究注意与护理概念、模式和护理理论结合起来,并出现了较多针对临床护理问题和改进护理方法的研究。20 世纪 90 年代后开始将循证实践作为护理研究的重点。

据 2004 年美国高等护理教育学会的报道,美国共有 444 个护理硕士项目,89 个护理博士项目,注册护士中 13% 具有硕士或博士学历,同时美国国家卫生研究院将护理纳入研究资助目录中。

（二）我国护理研究的发展概况

我国的护理研究工作相对起步较晚。自 1954 年创刊《中华护理杂志》以来，1985 年后又陆续创刊了《中国实用护理杂志》、《护士进修杂志》和《护理学杂志》等刊物，对我国护理研究的交流和开展起到推动作用。1983 年我国各高等医学院校开办护理本科教育，护理科研课程纳入教学计划，成为必修课。1992 年我国开始护理学硕士教育，2004 年开始护理学博士教育，培养了高层次的护理研究人才，护理研究的水平也得到了稳步提升。据教育部学位与研究生教育发展中心的报告，至 2012 年，我国共有 41 个护理学一级学科硕士学位授权点，25 个护理学一级学科博士学位授权点。

在研究的关注点上，20 世纪 80 年代主要针对责任制护理的建立、护理制度和质量规范的构建；20 世纪 90 年代的研究重点则是探索整体护理的内涵和整体护理的实施，护理教育体制改革和课程建设也是该时期研究的重点。2000 年后循证护理实践、专科护理发展、护理人力资源配置成为护理研究的热点。在研究方法上，2000 年以前，我国的护理研究绝大多数是延续生物医学领域传统的量性研究方法。2000 年以后，除了传统的量性研究外，质性研究、质性量性相结合的研究方法越来越多地被护理研究者采用。

第二节 护理研究的基本过程

护理研究的基本过程遵循普遍性的研究规律，包括研究选题、研究设计、收集资料、分析资料、撰写研究报告、研究成果推广应用，图 1-1 展示了研究的步骤。

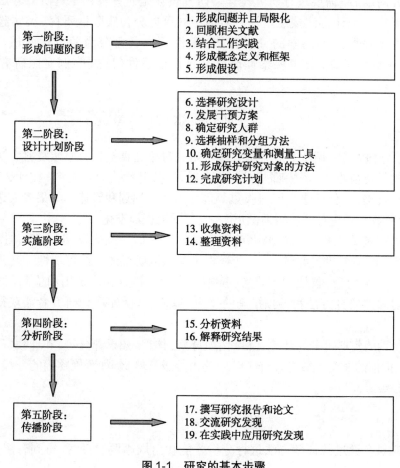

图 1-1 研究的基本步骤

一、研 究 选 题

选题是科学研究的第一步，也是至关重要的环节。选题关系到研究的方向、目标和内容，直接影响研究的方法和途径，决定着科研成果的价值和水平。选题包括提出研究问题、查阅文献、形成研究假设、陈述问题等内容。

研究问题往往来源于护理实践、护理文献和护理理论等。如何发现护理研究问题是开展护理研究中至关重要的环节，需要进行系统的培训。

查阅文献和寻找研究问题的过程是交叉进行的，查阅文献的目的包括了解研究课题的历史、现状、动态和水平；查看自己选题的内容与他人工作有无重复，以减少盲目性；启发自己的研究思路；寻找相关的理论依据。因此，从事研究工作必须要查阅文献。

研究假设是研究前对要研究的问题提出的预设结果，根据假设确定研究对象、研究方法和观察指标等。研究假设能提供研究方向，指导研究设计。研究假设通过研究加以论证。值得注意的是，不是所有的研究都需要提出明确的研究假设。

陈述问题是指陈述所提出研究问题的背景和主要思路，说明立题依据和预期目的，采用研究相关的理论框架或概念框架，以指导课题的研究。在研究中理论的应用是很重要的，它影响着假设的形成、研究设计和结果分析，以理论为指导进行研究，所得结果也必然纳入理论框架中。

二、研 究 设 计

确定研究问题后，需要进行研究设计。研究设计是研究过程中对研究方法的设想和安排。量性研究的设计方法按照设计内容的不同可以分为实验性研究、类实验性研究和非实验性研究；按照流行病学的分类方法，量性研究又可分为随机对照试验、非随机对照试验和观察性研究，其中观察性研究又包括描述性研究、病例对照研究和队列研究等。

三、收 集 资 料

研究往往通过测量、调查或观察等方法从研究对象处直接收集原始资料。资料收集时需要对由谁进行资料收集、收集哪些对象的资料、收集什么内容的资料、按什么顺序进行、何时进行资料收集、在何处进行资料收集等进行周密的规划和设计。如果多人进行资料收集，还需对资料收集者进行统一培训，使资料收集的流程标准化、统一化。

一般在大规模或大样本的研究之前需要进行小规模的预实验，以熟悉和摸清研究条件，检查研究设计是否切实可行，并估计样本量和预测研究成功的可能性。凡是正式实验中所需应用的各种量表、仪器和工具等，应在预实验中进行初步试用和检测，同时也可以了解到研究对象对研究方法和干预措施的反应，以便及时修改，使研究者能获得更佳的数据资料。

研究中得到的资料可分为计量资料（例如身高、体重、焦虑评分等）和计数资料（例如感染的发生率、抑郁的发生人数等），介于其中的为等级资料（例如分娩疼痛的分级、癌性疲乏的严重程度分级等）。

笔记

四、分 析 资 料

研究资料只有通过统计学方法进行分析才能找出规律性的答案，得到有意义的结论。

资料的描述性统计分析通常采用百分比、均数、标准差、中位数等指标表示,而推断性统计分析则根据资料的类型、正态性、方差齐性选择参数法或非参数法进行统计分析。最后,采用统计图或统计表来归纳和呈现研究结果。

五、撰写研究报告

研究报告是研究工作的书面总结,也是科学研究的论证性文章。研究报告的撰写是科研工作中的一个重要组成部分。研究报告要求立题新颖、目的明确、技术路线清晰、资料翔实、结果经得起重复验证等。研究报告的内容一般包括前言、研究对象和方法、结果、讨论和结论等部分。

六、研究结果推广应用

研究结果往往需要在公开发行的期刊上发表,以推广研究成果。研究结果的应用是研究的最后一个环节,循证实践的核心就是利用已有的研究成果,指导护理实践,优化护理流程,从而做出科学的护理决策。

第三节 护理研究的伦理原则

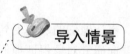 导入情景

一项关于父母照顾患有"孤独症"孩子所带来的心理压力的质性研究中,研究者与研究对象建立了良好的关系,这样有利于研究对象透露心声,甚至说出一些长期积于心中的"秘密"。研究对象对研究者承认由于不堪照顾的重负,经常打骂虐待她的孩子。

请思考:
1. 研究者在不违背保密性原则的前提下如何做出反应?
2. 如果研究者将此事实告发给相应的机构,其他的研究对象还相信保密原则吗?

护理研究在多数情况下是以人为研究对象的,如病人或健康人。因此,在研究中经常会遇到有关人类权利的伦理问题或困境。如何在研究中尊重人的生命、权利和尊严,是每一位护理研究者在研究过程中需要慎重考虑的问题。因此,学习并遵循护理研究的伦理原则、认真执行伦理审查就显得非常重要。

一、伦 理 原 则

护理研究需要遵循生物医学研究的伦理原则。**生物医学研究中需要遵循的 3 个基本伦理学原则是:尊重人的尊严原则、有益原则和公正原则。**

(一)尊重人的尊严原则
尊重人的尊严是指生物医学研究应当充分尊重人的生命、健康、隐私与人格等固有的尊严、人权和基本自由。

1. 尊重人的尊严原则的主要内容
(1)自主决定权:指在研究过程中,研究对象应看作自主个体,研究者应告知研究对象

 笔记

关于研究的所有事宜,研究对象有权决定是否参与研究,并有权决定在任何时候终止参与,且不会受到治疗和护理上的任何惩罚和歧视。

(2)隐私权:一个人的隐私包括他的态度、信仰、行为、意见及各种档案、记录等。当未经本人允许或违背本人意愿而将其私人信息告知他人时,即造成对研究对象隐私权的侵犯。

(3)匿名权和保密权:在多数研究中,研究者通过向研究对象保证不对任何人公开其身份或许诺所得信息不向任何人公开的方式来达到对研究对象匿名权的保护。保密权指没有研究对象同意,不得向他人公开研究对象的任何个人信息。

2. **知情同意**(informed consent) 尊重人的尊严原则要求研究者在实施研究前必须征得研究对象的知情同意,对于未满18岁的未成年人还需要得到其监护人的知情同意。**知情同意是指参与者已被充分告知有关研究的信息,并且也能充分理解被告知信息的内容,具有自由选择参与或退出研究的权利。**知情同意书包括研究目的、研究内容与方法、研究的风险及可能带来的不适、研究的益处、可能得到的补偿、匿名和保密的保证、退出研究的权利等内容。

(二)有益原则

有益原则是指研究者要使研究对象的伤害减至最低,获得的益处最大,包括以下3个方面:

1. 避免伤害 研究者有责任避免、预防或减少研究中的伤害。伤害不仅包括生理方面(损伤、疲乏等),也包括心理方面(压力、恐惧等)、社会方面(丧失社会支持等)及经济方面(误工费等)。研究者必须使用各种方法将上述伤害或不适降至最低。

2. 免于被剥削 免于被剥削是指在一个研究中应该保护参与者,不让他们的利益受到损害或不使他们处于未被清楚告知或未准备就绪的状态。研究者需要向研究对象保证他们在参与研究过程中所提供的信息不会用于本研究目的以外的用途。研究对象和研究者在研究中建立起来的关系不能被研究者滥用。

3. 从研究中获益 研究者应该尽量告诉研究对象,参与该研究对他个人有什么好处,或者对社会有什么贡献,以增强研究对象参与研究的意愿。但是,那种过分强调医学利益而忽视研究对象利益的做法,是与医学的伦理原则相悖的,是不道德的。

(三)公正原则

公正原则是指在人人平等原则的指导下,确保所有人得到公正与公平的对待,以及将利益与风险做出公平的分配。该原则包含公平选择研究对象和公平对待研究对象。

1. 公平选择研究对象 让研究对象以公平的机会进入研究情境,以保证其所接受的利益及风险的概率均等。样本的选择是基于研究的要求而不是基于方便、欺骗或给予某种利益的承诺。

2. 公平对待研究对象 公平对待研究对象主要包括以下内容:①遵守研究者与参与者之间的协议,包括遵守既定的研究过程和给予参与者任何奖励的承诺;②对研究对象不论年龄、性别、种族、经济水平等一视同仁,对某些特殊疾病病人也应同等对待;③一些在研究前未说明的事项或研究中发生的问题,应根据实际情况必要时向参与者清楚地给予说明;④对决定不参加研究或中途退出的研究对象,均给予同等的待遇。

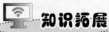

知情同意书范例

研究题目:住院乳腺癌化疗患者抑郁状况及影响因素的研究

研究者:王女士

王女士是一名在医院乳腺外科工作的护士,正在研究乳腺癌化疗患者的抑郁状况及影响因素（研究目的），这项研究结果将有助于护士了解住院乳腺癌化疗患者的抑郁状况及影响因素，帮助减轻患者的抑郁程度（研究的益处）。

此项研究及其过程已经被有关部门批准。研究过程不会对您及您的家庭带来任何风险或伤害（潜在的风险）。主要研究过程包括：①填写一份一般资料调查表。②填写一份关于乳腺癌化疗患者抑郁状况的调查问卷（研究的内容与方法）。全部过程将花费您约15分钟时间（时间需要）。如果您对参与本研究有任何问题，请拨打电话XXXXXXXX与王女士联系（联络信息）。

您本人有权决定是否参与此研究（自愿同意），也可以在任何时候退出研究，这对您不会造成任何影响（退出研究的权利）。

研究数据将被编码，所以不会提及您的名字。当研究在进行中或研究报告被出版发行时，您的名字也不会被提及。所有的数据经被保存在一个安全的场所，未经您的允许不会告诉任何人（匿名和保密的保证）。

我已阅读这份同意书并且自愿同意参与这项研究。

研究对象签字：_____　　　　日期：_____

法定代理人签字（若需要）_____日期：_____与研究对象的关系_____

我已经将研究内容向研究对象作了解释，并且已经得到他/她对于知情同意的理解。

研究者签字：_____　　　　日期：_____

二、伦理审查

为了使研究对象的权利得到更好的保护，进一步规范学术行为，世界各国都越来越重视对研究的伦理审查。

（一）伦理审查委员会的组成

伦理审查委员会（Institutional Rview Board，IRB）一般需要5名以上具有不同性别、种族、文化、经济、教育等背景的人员组成，最好有伦理或法律专业背景的人员，至少应有一名非本单位的成员。如果某个成员代表某利益集团或涉及某个研究项目，在对该项目进行审查时，应回避。

（二）伦理委员会审查的内容

1. 研究的科学性　包括研究设计方案和实施过程是否严格遵循普遍认可的科学原理、实验方法和分析方法，以保证研究的安全性和可靠性。

2. 伦理学的审查　审查研究设计中有关伦理问题的考虑及知情同意书等内容。例如，研究对象的选择有无偏向，预期受益和风险分析，应用对照组的理由，知情同意书所表达信息的充分性，知情同意的具体过程，对科研资料保密的方式等。伦理审查委员会可对研究项目做出批准、修改后再审查、不批准等决定。

（曹枫林）

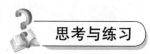

思考与练习

一、选择题

1. 不属于尊重人的尊严原则的是

A. 自主决定权　　　　　　　　　B. 隐私权

        C. 匿名权   D. 公平对待权

        E. 保密权

2. 不属于量性研究方法的是

        A. 描述性研究   B. 行动研究

        C. 相关性研究   D. 实验性研究

        E. 类实验性研究

3. 在克里米亚战争时期从事调查研究的护理学者是

        A. Nightingale   B. Roy

        C. Orem   D. Neuman

        E. Bandura

4. 20世纪初期到40年代,国外护理研究主要集中在

        A. 社区护理   B. 心理护理

        C. 健康教育   D. 护理管理

        E. 护理教育

5. 20世纪90年代后,国外护理研究的重点是

        A. 专科护理   B. 心理护理

        C. 健康教育   D. 循证护理

        E. 慢病管理

6. 我国在1954年创办的护理杂志是

        A. 中华护理杂志   B. 护理学杂志

        C. 实用护理杂志   D. 护士进修杂志

        E. 护理管理杂志

7. 我国开办护理硕士教育始于

        A. 1983年   B. 1984年

        C. 1990年   D. 1992年

        E. 1995年

8. 我国开办护理博士教育始于

        A. 1992年   B. 1995年

        C. 2000年   D. 2002年

        E. 2004年

9. 按照流行病学的分类方法,不属于量性研究的是

        A. 随机对照试验   B. 非随机对照试验

        C. 队列研究   D. 病例对照研究

        E. 人种学研究

10. 在一项对胃癌病人的研究中,研究者为了收集资料方面,研究对象容易配合,只选择了农村地区的胃癌病人,他违反的伦理原则是

        A. 有益原则   B. 知情同意原则

        C. 公平原则   D. 保密原则

        E. 匿名原则

11. 据近年对国内学术会议或期刊收到的初审稿件进行分析发现,一些研究者在论文中提及研究对象的单位和名字,这一现象违背的伦理原则是

        A. 有益原则   B. 知情同意原则

        C. 公平原则   D. 保密原则

E. 告知原则

12. 在一项对糖尿病病人的研究中，一位研究对象中途退出该研究，不愿继续接受调查，研究者因此对该对象停止了常规的健康教育。他违反的伦理原则是

  A. 自主决定权   B. 隐私权

  C. 匿名权   D. 知情同意

  E. 保密权

13. 在纳粹的医学实验中，研究者将乙肝病毒注入研究对象体内，观察肝炎的发生发展过程，该实验违反的伦理原则是

  A. 避免伤害权   B. 隐私权

  C. 匿名权   D. 公平对待权

  E. 保密权

14. 在一项对高血压病人的临床药物研究中，研究者只告诉研究对象参与该实验的好处，而对药物的副作用及其他潜在的风险故意隐瞒，该研究违反的伦理原则是

  A. 有益原则   B. 知情同意原则

  C. 公平原则   D. 保密原则

  E. 匿名原则

15. 在一项对儿童糖尿病病人的研究中，研究者只征得了儿童病人本人的同意，而没有与其监护人沟通，该研究违反的伦理原则是

  A. 有益原则   B. 知情同意原则

  C. 公平原则   D. 保密原则

  E. 匿名原则

（16～17题共用题干）

在一项对产后抑郁病人药物干预的研究中，研究者为了收集资料方面，研究对象容易配合，有意选择了农村地区的产妇做研究，且没有告知研究对象实验存在的潜在风险

16. 该项研究违反了公平原则的

  A. 公平选择受试者   B. 公平对待受试者

  C. 对受试者公平保密   D. 受试者公平获益

  E. 公平免受伤害

17. 该项研究违反了尊重人尊严原则的

  A. 自主决定权   B. 隐私权

  C. 匿名权   D. 免受伤害权

  E. 保密权

（18～19题共用题干）

在一项对梅毒的研究中，研究者为了收集资料方面，研究对象容易配合，有意选择了黑人病人做研究，且为了观察梅毒的病理过程，故意没有给病人实施相应的治疗

18. 该项研究违反了公平原则的

  A. 公平选择受试者   B. 公平对待受试者

  C. 对受试者公平保密   D. 受试者公平获益

  E. 公平免受伤害

19. 该项研究违反了尊重人尊严原则的

  A. 自主决定权   B. 隐私权

  C. 匿名权   D. 免受伤害权

  E. 保密权

笔记

二、思考题

一位护理研究人员给某县医院医生付钱,因为他们为研究人员推荐了符合条件的进行试验的病人。

问题:

1. 在以人为对象的研究中推荐费或支付"发现病人"费合乎伦理吗?

2. 如果当地医生推荐的病人当时实际上参与了该项研究,研究者给医生付钱,你的答案会有所不同吗?

第二章 研究选题

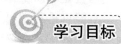
学习目标

1. 掌握选题的原则、选题的方法及假设的概念、形成假设的方法。
2. 熟悉研究问题的来源。
3. 了解选题及建立假设的注意事项。
4. 能正确描述选题的基本过程。
5. 具有评价研究问题的思维能力。

科研工作是一个不断提出问题和解决问题的过程,选题是进行科学研究的第一步,也是至关重要的一步,选题贯穿了科研全过程,充分体现了研究者的科学思维、学术水平和研究能力,是科研成败及成果大小的决定性因素。

选题是指选择、形成和确定一个需要研究和解决的科学问题。科学问题是指那些在学科领域中尚未被认识和解决的、有科学研究价值的问题。选题阶段首先是选择和确定一个研究领域或学科方向,然后是在该研究领域内选择一个合适的研究课题。研究领域是指研究课题所在的学术领域。研究主题或研究方向是指研究的主要问题,它是研究领域的进一步收敛和聚焦。研究问题是研究者需要具体回答或研究解决的问题。研究课题是指在科学领域内,有明确而集中的研究范围和任务,能够通过研究加以解决的具有普遍意义的问题。可见,研究领域、研究方向、研究主题是一个比较大的研究范围或主攻方向;而研究课题是在该研究范围内需要解决的一个个具体的科学研究问题。

第一节　问题的提出

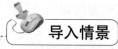
导入情景

一位护理研究者选定了这样一个研究题目——"中西医护理干预对手术病人的效果研究",该题目存在着一些令人不解的问题,使人阅后得不出一个明确的概念。

请思考:
1. 该研究题目存在着什么样的问题?
2. 对该研究题目你有何修改建议?

一、选题的原则

科研选题要符合科学性、创新性、需要性和可行性原则,这也是评价研究问题重要性的依据。

（一）科学性原则

科学性是指选题必须是科学的，这就要求在确定课题时，应当有一定的事实根据和科学的理论依据。为保证选题的科学性，应该做到：①选题是建立在阅读大量文献，了解国内外有关研究现状的基础上，不是主观臆造的；②正确处理继承与发展的关系，选题不能与已确证的科学规律和理论相矛盾；③选题必须具体而明确，能充分反映课题申报者学术思路的清晰度与深刻性，同时要有科学依据。

（二）创新性原则

"有所发明，有所发现，有所创造，有所前进"是创新性的高度概括。创新性是科研工作的"灵魂"和"精髓"，同时也是选题的难点。没有新意的、简单重复的课题不能算是科学研究。目前科研领域中低水平的重复劳动已经造成惊人的浪费。据近年对一些国内学术会议或期刊收到的初审稿件进行分析，低级、简单的重复课题高达50%左右。

坚持选题的创新性原则，首先要弄清楚此课题已取得的进展，明确科研的起点；其次要把继承和创新结合起来。科学研究是在前人取得的研究成果基础上进行的，不继承前人的理论观点、思维方法和研究结果，就谈不上创新。创新性主要包括以下几个方面：

1. 前人或他人未研究过的，填补某一领域的空白。这往往是从一些不为人们注意的冷门领域或学科交叉点选题。但对此类课题，应论证是否具有"需要性"，反对单纯猎奇、忽视实际价值的倾向。

2. 前人或他人对某一课题虽作过研究，但现在提出新问题、新实验依据及新的理论，对前人的研究有所发现或补充。

3. 国外已有研究报道，尚需结合我国实际进行创新性研究、验证，从而引进新的护理科研方法和做出新的科研结论，填补国内该领域的空白。

4. 将别人已完成、已发表但尚未推广应用的科研成果，通过自己的应用和设计，促使成果的实用化，并取得重大的社会效益和经济效益。

（三）需要性原则

需要性是指选定科研课题必须着眼于医疗卫生的需要和学科本身发展的需要。顺应医疗卫生和学科本身的发展、能够满足社会迫切需要的重大课题，其研究的动力会增大，研究的价值就会增高，研究的成果也就容易得到社会的认可。

（四）可行性原则

可行性原则也称可能性原则，即课题有可能完成的主客观条件，如果选题根本不可能实现，即使是亟待解决的问题，也毫无意义。选题的主观条件，是指研究者的知识结构和水平、研究能力、思维能力及在此基础上培育形成的个人科学素养等；客观条件，主要是指研究方法、研究对象、临床资料、文献资料、资金设备、协作条件、研究时间及相关学科的发展程度等。

二、研究问题的来源

护理选题的范围涉及与护理工作相关的所有问题和现象。**护理研究问题来源于护理实践、专业文献、护理理论、学科交叉等方面。**

（一）护理实践

护理学科的研究课题主要来自于护理实践。大量的护理实践为护理人员提供了研究问题的丰富来源，无论是临床护士、护理管理人员还是护理教师，都会在工作实践中遇到使自己感到困惑不解的问题。一般来说，护理实践中经常遇到的困难以及服务对象经常发生的问题都可能成为科研课题。只要善于观察和勤于思考,多问几个为什么,就可以在工作实践中找到有价值的研究问题。例如,产妇分娩后经常会出现产后抑郁,影响了产妇和婴儿的健康。针对这一现象,可以追问以下几个问题:同样是分娩的产妇,为什么有的产妇发生产后抑郁,有的产妇不发生?为什么有的产妇产后抑郁程度轻?有的产妇程度重?发生产后抑郁的原因和机制是什么?哪一种是最经济有效的缓解产后抑郁的方法?有没有可以预防产后抑郁的方法等。

(二)专业文献

广泛阅读专业文献,收集资料,掌握信息,能为选题提供决策性依据。在阅读文献时,可随时注意文献的空白点、现有研究的局限性,经检索无前人研究,而且有价值,可作为研究课题。也可通过文献启发选题,把阅读中感兴趣的问题及产生的想法记录下来,不断开拓自己的研究思路,为选题创造条件,奠定基础。例如,高质量的文献综述会全面透彻地分析某一领域的研究进展、已形成共识的专业知识、尚有争议和需要继续深入研究的问题,论文的结尾部分通常会指出该领域未来的研究方向。论著类研究论文的讨论部分会指出本研究的局限性和进一步研究的方向,这些都可以给读者提供选题思路。

(三)护理理论

护理理论是指对护理现象系统的、整体的看法,以描述、解释、预测和控制护理现象。护理理论是护理学科独立与发展的基础。理论对选题的指导作用体现在以下两方面:①验证理论及其使用价值:如何应用现有的护理理论指导护理实践,以验证其正确性、可操作性和可推广性,加强理论与实践的结合,涉及众多的研究课题。如:"应用自护理论对糖尿病病人实施饮食干预的效果研究"等。②从理论与实践的矛盾中选题:当发现采用某一理论指导临床工作实践时,如果理论与实践存在不一致的情况,应该通过科学研究的方法对该理论进行修正、补充和完善,使护理理论逐步走向成熟。

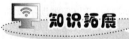 **知识拓展**

理论的证实与证伪

充分验证一个理论要求既使用证实策略,也使用证伪策略。通常,当某一理论是新的、相对而言没有被检验过的,将多用证实策略。这一检验阶段的目标是确立在其领域内能否以合理的准确性来预言或解释特定的现象。如果这个理论历经检验而生存下来了,那么最终将用到证伪策略来检验此理论。这一检验阶段的目标是根据这个理论的观点,是否还是发生了预期外的结果。如若确实发生了预期外的结果,那就意味着该理论也是不完善的,需要进一步补充、发展,或者被一个更好的理论所取代。

(四)学科交叉

在学科的交叉和综合领域中有大量值得研究的问题,具体包括以下三方面:①方法上的交叉:即借用其他学科的研究方法和技术手段来解决本学科的问题,得出单一学科无法得到的指标、数据和结论;②不同学科、不同专业的研究人员互相结合,针对同一问题,从不同侧面去探求问题的本质和规律,以求获得整体性、综合性的结论;③学术思想上的交叉、互融。用单一学科的理论基础和技术手段不能取得理论性突破,需要其他学科新理论的参与,共同设计研究方案的解决途径,达到学术理论之间的碰撞,互补和衔接。

笔记

三、选题的基本过程

(一)提出问题,形成意念

提出问题是科研选题的始动环节,它具有重要的战略意义。在临床护理工作中,经常会遇到一些想解释却又无法解释的现象,想解决却又无法解决的问题,围绕这些现象和问题就会产生一些朦胧的念头即所谓的"初始意念"。这种初始意念往往是模糊、粗浅和局限的,有时甚至是可笑的,但却又极为可贵,有"智慧的火花"之称,能不断引导人们去探索和追求。初始意念并非凭空产生,而是要在具有充分理论准备和实践经验的基础上,通过敏锐的观察、广泛联想、深入分析、认真思考、反复酝酿而形成的。在实际工作中善于捕捉初始意念的人才有可能不断地找到科研课题。

(二)查阅文献,建立假设

初始意念形成后,需要被系统化和具体化,也就是需要把提出的问题进一步扩展、加深和完善,上升为理论认识,进而形成假设,再选择和设计出验证假设的方法和手段。一旦形成并确定了验证假设的方法和手段,选题将基本完成。要达到这一目的,就要带着问题和意念查阅有关文献资料,了解前人与他人对本领域及类似问题、相关问题已做过的工作,取得的成就及尚未解决的问题;了解目前的进展、动向及存在的问题;在对资料分析综合的基础上,对问题发生的原因及解决问题的方法提出设想,建立假设。

(三)开题论证,形成题目

在假设确立之后,就应当围绕这一假设科学构思,确立科研题目。为使科研选题更加正确和完善,通常需要做选题报告,达到集思广益的目的。选题报告主要包括以下内容:课题的目的、意义,立题的依据,目前国内外研究进展,研究的内容,拟采取的研究途径和研究设备,技术路线、方法与指标的选择,预试验情况,预期结果,安排与进展,存在问题与解决方法等。在选题报告的讨论中,通过不同学术观点与思路的交锋,有助于克服片面性,使选择的课题更为完善。

在提出问题,查阅文献,建立假设的基础上,就要确定一行文字来表达科研选题,这就是题目,题目也就是课题的名称,往往是一个含义明确的短语。一个好的题目,能使人对该项研究一目了然,不仅可知其研究的目的、内容和主要方法,而且还可以透过题目,看出其假设的科学性。欲达此目的,题目必须力争做到鲜明、具体、确切,若能同时反映出"立题新颖"则更佳。

四、研究问题的陈述

研究问题确定以后,必须清楚地陈述其相应的研究目的、研究目标、研究问题和研究假设,以指导科研设计。

1. 研究目的(research purpose) 研究目的是写出要进行此研究的理由与目标。研究目的是从选题的立题依据中引申出来的,所以,立题依据的结尾部分要清楚地陈述出"本研究的目的是……"。

2. 研究问题(research questions) 是一个简明的疑问句,包含一个或多个变量。研究问题的陈述必须涵盖主要的研究变量和目标人群的特点,以及变量之间可能存在的相互关系。例如:出院支持是否能提高糖尿病病人的服药依从性?

3. 研究目标(research objectives) 研究目标是为了实现研究目的、回答研究问题而确定的具体研究内容。

4. 研究假设(research hypotheses) 假设是对特定人群中两个或多个变量之间可能存在(期望)关系的一种正式陈述。它是一个暂时性的预测或初步的推断,是将研究问题(疑

笔记

问句)转变成对结果的预测(陈述句)。

五、选题的注意事项

（一）课题范围恰当

选题范围不可过大，要使题目尽可能明确而具体。涉及面过大则不易深入，如"健康教育对病人心理状态的改善程度"，该课题选题范围太大，很难开展研究。又如"探讨内科病人的心理特点和心理干预"题目也太大，它要求对内科不同疾病病人的心理特点进行了解，然后再进行干预，很难在一个课题中完成，因为内科病种很多，每个病种病人的心理特点会有很大差异，而且年龄大小、病情轻重等也会影响心理活动。所以，选题要注意具体和明确，范围不可过大，内容越具体越好，应本着先易后难、由小到大的原则循序渐进，逐渐深入。如肿瘤护理的课题太大，而卵巢癌化疗病人的心理特点研究则较适当。

（二）选择自己熟悉的研究领域

护理工作者在进行科研选题时，最好选择自己熟悉的领域，即在从事临床护理或护理教育方向的基础上，结合相关专业领域的方法，进行研究。在自己熟悉的领域进行研究，不仅了解自己的知识水平、技术能力、研究工作经验、实验条件、经费及研究对象的来源等，还能对自己课题的进展状态和现有水平全面彻底地把握。

（三）突出创新，避免重复

选题要注意创新性，考虑是否有新意，避免重复，以免造成人、财、物、时间等的浪费。选择别人没有或很少做的内容进行研究，研究结果才能在护理学某范围或领域内达到新的水平。因此，需经过文献查阅和反复修改后，才能确立研究问题。

（四）研究问题可行

任何研究都会受人力、技术、经费、时间和空间等条件的限制，因此每个研究者都必须考虑研究的可行性问题。在考虑可行性时应注意以下几个方面：

1. 时间和时间性 时间是指研究的期限及所研究问题的紧迫性，研究期限是否允许完成全部的研究。研究问题是属于一个亟待解决的紧急问题，还是一个长期问题等需要考虑，如只有半年时间，研究问题就不能太大或太复杂，如属于一个长期问题，太短的研究时间就显得过于仓促和粗糙。时间性问题是指要考虑研究内容是否同季节、时期有关。例如，对冬季抑郁症的研究，就要考虑特定的发病季节——冬季。

2. 研究对象 首先要考虑是否可以在研究期限内找到足够的研究对象，对研究对象要求比较严格或小概率的情况时更要特别考虑；其次要考虑研究对象是否愿意合作，是否有兴趣和有时间参与，是否能坚持合作到完成整个研究等问题。

3. 其他合作者 在确定研究问题时还应考虑到其他有关人员是否会合作。如研究的对象是儿童，家长是否愿意合作？研究的对象是病人，家属是否同意？使用其他场所时，其工作人员是否会支持？最重要的还应考虑上级领导是否支持等。

4. 伦理方面的考虑 研究问题是否存在不符合伦理原则的情况，如研究是否对研究对象造成伤害或增加痛苦，增加心理或经济负担等，无论是直接的还是间接的都必须重新考虑研究的问题。再好的研究问题如果违背伦理学的原则，都将使研究不可行。

5. 研究的资源 研究资源包括人力资源和其他资源。要考虑研究者本人和合作者的知识、经验和能力，还要考虑研究所需要的经费、仪器、技术及所需要的信息是否有保证。

6. 政策和制度 在考虑研究的可行性时，还应考虑政策和制度方面的限制，特别是涉及要对研究对象施加人为的影响或措施时。

在选题过程中，不论研究预期结果是正效应或负效应，只要实用、合理和可行，都是可选择的。

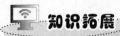

课题与论文文题的区别

课题是在各学科领域中需要研究、探讨和尚未认识和解决的科学问题，是研究者力求获得研究结果的具体项目。而论文文题，则是研究者根据课题研究结果，通过具体材料提炼观点和见解后，写成论文的题目。它直接或间接、具体或抽象、明显或隐蔽地体现论文的中心论点或主要内容。一个课题的研究结果，可以写成一篇或多篇论文，甚至可写成一部专著；也可能写不出论文，但可以写成研究报告。论文文题并不一定是课题题目，因为一篇论文所反映的不一定是课题研究的全部成果，只是其中最精彩的部分，或某个侧面，或某个部分，但是论文文题只能在课题的内涵与外延之中。

第二节 假设的形成

一、假设的概念与作用

1. 假设的概念　**假设（hypothesis）是研究者对预期的研究结果（各变量之间关系）所作的推测性判断或设想，是对问题的尝试性解答**。假设是理论思维的一种重要形式，是研究者在对资料进行分析综合、归纳演绎的科学抽象过程中，通过理性的判断和逻辑推理而产生的。假设是把实践和理论联系起来的中间媒介，没有假设的形成，就无法体现出研究者科学思维的结果，也很难有科学上的新发现。

假设是设想两个或两个以上变量之间的预期关系，可将变量一一对应地组合成几组假设。例如，要研究护生的学习效果与教师的教学方法、临床护理经验的相互关系，这里涉及3个变量：护生的学习效果、教师的教学方法、教师的临床护理经验。研究者不能将假设描述为"护生的学习效果与教师的教学方法、临床护理经验呈正相关"，因为教师的两个变量混在一起。可将三者关系分为两组假设分别进行验证：①护生的学习效果与教师的教学方法呈正相关；②护生的学习效果与教师的临床护理经验呈正相关。另外，假设要用陈述句形式简洁明确地描述。

2. 假设的作用　由于研究假设是根据已有的研究结果和理论知识，对科学研究中某一问题提出的可能的答案或解释。因此假设具有以下两个主要作用：

（1）帮助研究者明确研究的目标，避免盲目性：由于假设是研究者对研究问题的一种推测，是研究者期望得到的研究结果，因此整个研究设计都是以证实假设为目的。研究者会根据提出的假设确定方向，进行主动和有计划的研究，可以避免盲目性。

（2）验证旧理论，提出新理论：假设一般是根据理论框架产生的，是有理论依据的。通过实验来验证已有的理论，可以不断地完善旧理论，发现新理论。人们借用假设的手段，不断地充实依据，逐步地从现象到本质，加深对自然规律的认识，建立正确的科学理论。

二、假设的特性

1. 科学性　假设不同于凭空想象，它是根据自然科学和社会科学的基本原理，以大量科学实验的客观事实为基础，再通过研究者正确地应用科学的逻辑思维才提出的，因此具有科学性。假设的科学性主要体现在两方面：第一，假设是合理的，用于假设的事实和理论虽不充分但真实可靠；第二，假设应与已证实的相关概念、原理、验证过的事实相符。新的假设应能解释已有事实，如果假设同其中的一个事实不符，那么这个假设就应抛弃或修正。

笔记

2. 可验证性　假设可以构成某种假说，当假说一旦获得了科学实验的有力支持，假说就发展成科学的理论或学说，否则，假设就要被抛弃。因此，假设可通过实验来证实或证伪。

3. 假定性　尽管假设具有科学性，但还只是根据已有的事实、经验或对某种现象的反复观察推测出来的，还没有被证实或没有被完全证实，因此带有假设的性质。

4. 预测性　假设是对客观事物的假定性说明，是对问题本质的预测。在科学探究过程中，假设要有一定的依据，或者以科学事实为根据，或者是以原有知识经验为根据。猜想不是假设，猜想是形成科学假设的前期准备阶段，而假设起着更重要的指向作用，只有做出科学假设，才能确立研究活动的内容和方向。

三、假设形成的方法

1. 以理论为基础形成假设　许多科学家的研究假设是从理论中推断出来的。例如，科研假设："行为强化可以增加住院抑郁症病人的治疗依从性"。

行为学习理论指出：对某一行为或活动反复地予以鼓励或赞许，这种行为或活动就会被有意或无意地学习、接受或重复（强化的理论）。根据这个理论可以提出"经过强化教育的抑郁症病人发生护士所期望的治疗依从性行为要多于未经过强化教育的病人"的假设。

2. 以事实或实验作依据形成假设　研究的结果和实验观察的客观事实是形成假设的有力依据。科学研究人员可以在这些事实的基础上经过逻辑推理和大胆的想象提出假设。例如，科研假设："放松训练可以减轻肿瘤病人的疼痛"。

情绪和精神状态对人认知的影响是被许多研究证实了。根据这些结果，研究者可以推断出对癌症病人进行放松训练会分散其对疼痛的注意力，提高其痛阈，进而减轻疼痛的假设。

四、建立假设的注意事项

1. 要有极大的勇气和创造性　科学假设的两个特征（科学性和假定性），一方面要求建立假说既要有根有据又要大胆设想，如果不以起码的比较确凿的事实作基础，假设就会变成廉价的胡说；另一方面，科学假设都是对原有理论的挑战，具有标新立异的特点。因此，必须解放思想，摆脱传统思想的束缚，特别是不要为那些常识性的推理或权威性的见解所束缚，敢于做出别人没有想到的推断和设想。

2. 要善于抓住"机遇"　要重视科学探索中那些已知的理论解释不了的事实和现象，善于抓住"机遇"。弗莱明发现青霉素，便是重视科学探索中的"机遇"的范例。

3. 要了解和熟悉相邻学科的理论和其他有关专业的知识　这是现代护理学科发展的综合特点对护理科研工作者提出的要求。护理研究者所要建立的科学假设，可能涉及不止一个学科或专业的有关知识，这就要求建立假设的研究者必须了解和熟悉多学科、多专业的知识内容。相反，如果护理研究者不具备广博的知识，仍然把自己关在狭小的专业圈子里，是难以建立起科学假设的。

4. 不要抱住已经证明无用的或错误的假设不放　科学假设发展成为真理，只能是通过实践的验证。实践证明它是正确的，那它就由假设上升为科学理论；如被实践所否定，那就要根据新的事实修改原来的假设，或提出新的假设。人体的生命现象和疾病现象极其复杂，它的物质构成和物质运动的层次性，决定了人们对它的认识必然是逐步深入的。因此，在人们对疾病的认识过程中，常常要不断地建立一些假设，否定一些假设，又提出另一些新的假设，直至假设为实践所证实。

5. 要有假设服从事实的思想　研究者脑海里必须经常警惕一种危险，即一旦假设形成,偏爱就可能随之产生,从而影响观察、解释及判断。主观愿望也可能在不知不觉中受到影响,因此在进行观察和实践时,如不十分注意保持客观的态度就可能不自觉地歪曲结果。防止这种倾向的最好方法就是采取一种使自己的愿望服从客观证据的思想方法,坚定地反映事物的本来面目。应记住,假设仅仅只是一种假定。

(曹丹凤)

 思考与练习

一、选择题

1 科学研究的第一步是
  A. 选题   B. 科研设计   C. 收集资料
  D. 分析资料   E. 确定研究对象

2. 不属于科研选题原则的是
  A. 需要性原则 B. 可行性原则 C. 科学性原则
  D. 创新性原则 E. 实用性原则

3. 研究问题的来源不包括
  A. 护理实践   B. 护理理论   C. 专业文献
  D. 学科交叉   E. 工作经验

4. 查阅文献的作用不包括
  A. 了解已做过的工作   B. 了解研究进展
  C. 了解研究存在的问题   D. 是否存在重复
  E. 了解可行性

5. 不符合对研究题目陈述的要求的是
  A. 鲜明   B. 范围要大   C. 确切
  D. 新颖   E. 具体

6. 研究问题的陈述不包括的内容是
  A. 研究目的   B. 研究问题   C. 研究目标
  D. 研究假设   E. 研究设计

7. 不属于"假设"特点的是
  A. 科学性   B. 可验证性   C. 事实性
  D. 预测性   E. 假定性

8. 关于"假设"的描述,错误的是
  A. 假设是设想两个或两个以上变量之间的预期关系
  B. 要有假设服从事实的思想
  C. 不要抱住已经证明无用的或错误的假设不放
  D. 研究假设可从理论中推断出来
  E. 假设一经确立,都能得到证实

9. 关于选题的描述,错误的是
  A. 选题要符合伦理原则
  B. 尽可能明确而具体
  C. 选题要注意创新性
  D. 选题要可行

E. 选择的题目越大,其价值和意义越大

10. 据近年对一些国内学术会议或期刊收到的初审稿件进行分析,低级、简单的重复研究高达50%以上,从选题的角度分析,这一现象违背的选题原则是

A. 科学性原则 　　 B. 需要性原则 　　 C. 创新性原则

D. 可行性原则 　　 E. 重要性原则

11. 大科学家牛顿,在功成名就的晚年,选择了一个毫无事实根据的课题,妄图论证上帝的真实存在,他违背的选题原则是

A. 科学性原则 　　 B. 需要性原则 　　 C. 创新性原则

D. 可行性原则 　　 E. 实用性原则

12. 美国的"发明大王"爱迪生,曾一度试图研制一种同"彼岸"世界进行联系的电讯装置,其灵敏度要超过神灵论者的"转碟"和"跳卓",结果以失败而告终。他的研究违背的选题的原则是

A. 科学性原则 　　 B. 需要性原则 　　 C. 创新性原则

D. 可行性原则 　　 E. 实用性原则

13. 美国贝尔研究所科学家莫顿说过:"选择题目不能草率,如果根本没有实现的可能,选题就等于零。他强调的选题原则是

A. 科学性原则 　　 B. 需要性原则 　　 C. 创新性原则

D. 可行性原则 　　 E. 实用性原则

14. 据近年一些期刊收到的初审稿件分析结果,有一些单纯追求新颖、冷门,与社会要求和学科的发展相脱离的研究,从选题的角度分析,这一现象违背的选题原则是

A. 科学性原则 　　 B. 需要性原则 　　 C. 创新性原则

D. 可行性原则 　　 E. 实用性原则

15. 一位学制为3年的在读研究生,选择了一个需要连续追踪4年的纵向研究课题作为毕业课题,从选题的角度分析,他违背的选题原则是

A. 科学性原则 　　 B. 需要性原则 　　 C. 创新性原则

D. 可行性原则 　　 E. 实用性原则

(16～17题共用题干)

据近年对一些硕士研究生学位论文的题目进行分析发现,简单的重复研究占相当大的比例,另有一些单纯追求新颖、冷门,与临床护理脱离的课题。

16. 从选题的角度分析,简单的重复研究占相当大的比例,违背的选题原则是

A. 科学性原则 　　 B. 需要性原则 　　 C. 创新性原则

D. 可行性原则 　　 E. 实用性原则

17. 从选题的角度分析,单纯追求新颖、冷门,与临床护理脱离的课题,违背的选题原则是

A. 科学性原则 　　 B. 需要性原则 　　 C. 创新性原则

D. 可行性原则 　　 E. 实用性原则

(18～19题共用题干)

临床工作中开放式吸痰管容易造成感染,但是密闭式吸痰管费用高,于是有研究者提出"比较密闭式吸痰和开放式吸痰的医疗花费"。另有研究者采用 Neuman 的系统理论研究糖尿病病人的自我管理疾病的能力。

18. "比较密闭式吸痰和开放式吸痰的医疗花费"这一选题来源于

A. 护理实践 　　 B. 护理理论 　　 C. 专业文献

D. 学科交叉 　　 E. 临床经验

19."采用 Neuman 的系统理论研究糖尿病病人的自我管理疾病的能力"这一选题来源于

    A. 护理实践　　　B. 护理理论　　　　C. 专业文献

    D. 学科交叉　　　E. 临床经验

二、思考题

有位护理专业的教师确定这样一个研究问题,护生在教室的学习效率是否要高于在宿舍的学习效率。

请问:

1. 这个研究问题是否能写成一个可以检验的假设?

2. 如果是,请你为她的研究问题写出研究假设。

第三章 文献检索

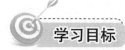

学习目标

1. 掌握文献检索的概念、方法、途径和步骤；中外文数据库的检索方法。
2. 熟悉文献检索的类型。
3. 了解文献检索工具的类型。
4. 学会应用各种数据库；学会使用搜索引擎查询网络信息资源。
5. 具有信息意识及独立获取信息的能力。

第一节 概 述

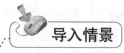

导入情景

在临床护理工作中，护士经常遇到各种各样的临床护理问题，如病人的服药依从性、病人的疼痛管理等，要科学地解决这些问题，需要进行护理研究，而护理研究又离不开文献检索。

请思考：

1. 什么是文献检索？
2. 在信息时代如何查找相关文献？

一、文献检索基础知识

（一）文献的概念

文献（literature）是固化在一定载体上的知识，是各图书情报机构收藏的主要信息资源之一。文献一词古来有之，它最早见于《论语·八佾》。在朱熹《论语集注》中将文献解释为"文，典籍也；献，贤也"。通常人们将知识或信息用一定的符号、文字、图文、声频、视频等记录在一定的物质载体（骨、石、竹片、锦帛、纸张、胶片、磁带、磁盘、光盘等）上，就形成了所谓的文献。

广义的文献定义是记录有知识的一切载体。由此可知，**文献是由 3 个要素构成的，即知识、载体和记录方式。其中知识是文献的实质内容；载体是文献的外部形态；记录是两者的联系物，只有将这三者结合起来才能构成文献。**文献具有存贮知识、传递和交流信息的功能。

（二）文献的类型

文献类型很多，并有着各种不同的划分方法。

笔记

1. 按文献的载体形式划分　有印刷型、缩微型、声像型、机读型和电子型。

2. 按文献的出版形式划分　有图书、期刊、报纸和特种文献等。

3. 按文献的级别划分　有一次文献、二次文献、三次文献和零次文献四种类型。

（1）一次文献：又称原始文献，它是首次公开发表的记载科研人员研究成果的信息资源，是获取文献信息的主要来源。如期刊论文、专利说明书等。

（2）二次文献：是对一次文献进行收集、加工、整理、提炼和压缩之后所得到的产物，是为了便于管理和利用一次文献而编辑、出版和累积起来的工具性文献。它不会改变一次文献的原有内容。网上搜索引擎是典型的二次文献。

（3）三次文献：是指对有关的一次文献和二次文献进行广泛深入的分析研究综合概括而成的具有较高实用价值的综述性文献资源。如大百科全书、辞典、综述等。

（4）零次文献：指未经正式公开发表的或未形成正规载体的一种文献形式。如书信，手稿，会议记录等。

（三）文献检索的概念

文献检索（information retrieval）是以文献为对象的查找过程。**狭义的文献检索是将文献按一定的方式组织和存贮起来，并通过一定的方法，从大量的文献集合中查寻出符合特定需要的相关文献的过程。广义的文献检索包括存贮和检索两个过程。**

1. 文献的存贮　主要是指工作人员将大量无序、分散的文献收集起来，对文献进行标引，形成文献的外表和内容特征标识，经过整理、分类、标引、浓缩、编排，使之有序化和系统化，而成为具有查寻功能的检索工具的过程。

2. 文献的检索　是利用已编排好的检索工具，根据读者的需求，确定检索概念及范围，然后选择一定的检索语言，将检索概念转换成检索特征标识，到文献检索系统中查找到文献线索，最后通过逐篇筛选确定需要进一步阅读的文献。

（四）文献检索的类型

根据检索对象的不同，文献检索的类型包括：

1. 文献检索　是以文献为检索对象，从已存贮的文献集合中查找出特定文献的过程。如检索"高血压病人的饮食护理"的文献。其特点是：相关性检索。

2. 事实检索　以事实为检索对象，查找某一事物发生的时间、地点及过程。如检索"谁是中国第一个奥运会冠军？"其特点是：确定性检索。

3. 数据检索　是以数据为检索对象的一种检索，包括数值、公式、图表等。如查找科学技术参数、统计数字、财政信息数据、市场行情数据等。其特点是：确定性检索。

二、文献检索工具

（一）文献检索工具的功能和结构

文献检索工具是用以查找有关文献的工具和设备。作为文献检索工具它按一定学科、一定主题将大量分散的文献进行收集、整理，根据一定的方式编排，储存在一定的载体，并给文献以检索标识。人们检索的最终目的是如何利用相应的方法、途径或手段从中找出符合读者特定需要的文献，就此而言，文献检索工具不仅具有检索功能，还具有存储的功能，存储是检索的基础和前提。尽管**目前文献检索工具的种类很多，就其结构来说，一般均由编写使用说明、目次表和主题词表、正文、索引和附录五部分组成。**

1. 使用说明　使用说明是编辑者对检索工具所作的必要说明，包括编辑内容、著录标准、代号说明、编排体例、使用方法等。其作用是指导读者选择和使用检索工具。

2. 目次表和主题词表　目次表或分类类目表是作为其组织编排正文文献条目的依据。目次表反映了检索工具结构的概貌，同时它是引向正文的线索，可视为正文的分类目录，作

笔记

为从分类入手检索文献的一种途径。主题词表用于主题标引和检索，多数是单独出版或附在书末。

3. 正文 是检索工具的主体，是众多文献条目（即文献线索）的集合体。检索工具是编制人员对所收录的原始文献进行著录，每篇文献著录成一条文献条目，把所有的文献条目按一定的规则（如按分类）组织编排起来，并给予一个顺序号（文摘号），即成为检索工具的正文部分。正文部分是检索的对象。

4. 索引 是将文献中所包含的知识单元，按一定的编排方式标明所在地址，提供多种检索途径，便于检索。知识单元是指名词术语、数据、事实、人名、地名等。索引体系完备情况是衡量检索工具质量的主要标志。索引一般不单独出版。

5. 附录 包括摘用刊物的名称、各种编号、文字转译、术语和文献收藏单位的代号、名词解释等。

（二）文献检索工具的类型

对于文献检索工具可以从不同的角度进行划分。如根据其载体的不同可分为印刷型、缩微型、计算机阅读型。从其出版形式上看，可分为期刊式、单卷式、附录式、卡片式等。按其编著方式的不同，则主要分为以下4种类型：

1. 目录型检索工具 目录又称书目，是指著录一批相关文献，并按照一定次序编排而成的一种揭示与报道文献信息的工具。它是历史上出现最早的一种检索工具类型，也是查找近期文献资料的有效工具。目录主要揭示文献信息的外部特征，如文献的题名、著者、文献出处等，以一个完整的出版或收藏单位为著录单元。常见的目录按其收录范围可以分为国家目录、联合目录和馆藏目录；按检索途径可划分为书名目录、著者目录、分类目录和主题目录。

2. 题录型检索工具 题录是以单篇文献为基本著录单位来描述文献外部特征（如文献名、著者姓名、文献出处等），快速报道文献信息的一种检索工具。它是用来查找最新文献的重要工具。目录与题录的主要区别在于著录的对象不同：目录著录的对象是单位出版物；题录著录的对象是单篇文献。

3. 文摘型检索工具 文摘型检索工具一般由题录和内容摘要两部分组成，它在描述信息外部特征的基础上，还著录了揭示内容特征的摘要部分，是系统地报道、累计和检索信息的主要工具，是二次文献的核心。按文摘的目的和用途划分，有指示性文摘和报道性文摘两大类。指示性文摘以最简短的语言写明文献题目、内容范围、研究目的和出处，实际上是题目的补充说明，一般在一百字左右；报道性文摘以揭示原文论述的主题实质为宗旨，基本上反映了原文内容，讨论的范围和目的，采取的研究手段和方法，所得的结果或结论，同时也包括有关数据、公式，一般五百字左右，重要文章可多达千字。

4. 索引型检索工具 索引型检索工具是根据一定的需要，把特定范围内的某些重要文献中的有关款目或知识单元，如书名、刊名、人名、地名、语词等，按照一定的方式编排，并指明出处，根据查到的线索进一步查找原始信息内容的工具。学习检索工具的使用方法，主要是学习索引的使用方法。索引的类型有很多种，在检索工具中，常见的索引类型有主题索引、分类索引、著者索引和关键词索引等。

三、文献检索的方法、途径和步骤

（一）文献检索的方法

为实现文献检索计划或方案所提出的检索目的而采取的具体操作方法或手段总称为检索方法。在当今信息时代，文献信息量骤增，文献信息检索工具甚多，人们若要达到快、全、准的目的来查寻自己所需的信息资源,必须掌握一套文献检索方法,以便迅速、准确、全面地查找所需的文献信息。文献检索方法主要有以下3种:

1. 常用法 又称工具法,即利用各种检索工具和检索系统来查找文献资料的方法,它是检索中最为常用的方法。根据检索要求的不同,常用法又可分为顺查法、倒查法和抽查法3种。

(1)顺查法:是一种以检索课题的起始年代为起点,按时间顺序由远及近、从过去到现在查找文献的方法。这种方法比较系统、全面,可靠,检全率、检准率高。但对手工检索来说,劳动量较大,费时间,效率较低。

(2)倒查法:是一种逆时间顺序由近及远地回溯查找文献,直到满足文献检索的需要为止的方法。此法的检索目的是要更多地获得某学科或研究课题最新或近期一段时间内所发表的文献信息或研究进展情况。这种方法比较节省时间,效率高,但漏检的可能性大。

(3)抽查法:针对学科或研究课题发展的特点,根据检索的要求,重点抓住其发展迅速、研究热门、文献发表数量较集中的高峰期,有重点地抽出一个或几个时间段逐年进行查找文献的方法。这种方法能用较少的时间获得较多的文献,检索的效率高,但必须熟悉该学科发展的特点和发展迅速的时期才能达到预期的效果。

2. 追溯法 也称引文法,是指查找某一篇文献被哪些文献所引用,或利用已有文献末尾所附的参考文献或引用文献、有关注释、辅助索引、附录等进行追溯查找原始文献信息的方法。然后再根据原始文献信息的有关指引,扩大并发现新线索,去进一步查找,如此反复跟踪扩展下去,直到检索到满意的文献信息,从而获得一批相关文献。在没有检索工具或检索工具不全的情况下,利用此法可获得一些相关文献。其缺点是查得的文献不全,且比较陈旧,容易漏检。

3. 分段法 又称循环法,是将常用法与追溯法交替使用的一种方法。即在查找文献时既利用检索工具进行检索,又利用已有文献后面所附的参考文献进行追溯检索,两种方法分期分段交替使用,直到满足需要为止。这种方法可根据文献和本单位工具书收藏的实际情况,分期分段选用不同的方法,可获得一定时间内相当的文献线索,并可节省检索时间。

(二)文献检索的途径

各种检索工具有不同的检索方法和途径,其中根据文献的特征检索文献是最简捷的方法。**文献有两种特征,一是外表特征(书名、刊名、会议录名、著者、号码等);二是内容特征(分类、主题等)。**

1. 从文献的外表特征进行检索的途径

(1)**题名途径**:是利用书名、刊名或文章的篇名等名称进行查找文献的途径。因为每种书刊资料都有自己的名称,且均在其封面的显著位置,易于查找,所以这是最方便快捷的检索途径。

(2)**著者途径**:是利用文献著者、编译者的姓名或机构团体的名称编制索引来查找文献的途径。通过著者检索途径,可以查找到同一著者所著内容相同或相近的文献信息,便于发现和了解同行专家的研究进展。所以,国外的各种检索工具大部分都有著者检索途径。著者索引是以著者姓名为检索标识,按著者姓名字顺排列的,因而检索直接,查准率高,是一条重要而简捷的检索途径。但由于世界各国姓名的复杂多样,一般在编写著者索引系统时,制定了许多规则,以便标引者和检索者有所遵循,求得统一。检索时如不加注意,很可能造成误检和漏检。

(3)**序号途径**:是以文献的各种代码、数字编制的索引查找文献的途径。如科技文献的报告号,专利说明书的专利号、化学物质的化学物质登记号、图书的国际标准书号(ISBN)、期刊的国际标准刊号(ISSN)等。文献序号具有明确、简短和唯一的特点。

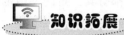 **知识拓展**

ISBN 号

ISBN 是国际标准书号(international standard book number)的简称,它是应图书出版、管理的需要,并便于国际间出版品的交流与统计所发展的一套国际统一的编号制度。一个 ISBN 号说明了一本书的版本、装帧、文种、材料和出版地等内容。ISBN 具有图书的唯一性、专指性和可识别性。

国际标准化组织(International Standards Organization, ISO)于 1972 年颁布了 ISBN 国际标准,并在德国柏林普鲁士图书馆设立了实施该标准的管理机构——国际 ISBN 中心。该机构的主要工作之一是向下一级地区机构分配地区号码。2006 年,国际 ISBN 中心由德国柏林迁至英国伦敦。

2. 从文献的内部特征进行检索的途径

(1) **分类检索途径**:是指根据文献内容所在学科分类体系中的位置,以学科分类号为检索入口,按照分类号和类目名称来检索文献的途径。使用该种检索途径的前提是确定要查找文献所属的学科类目,依据分类法,从中找出该类目的分类号。

分类检索途径的优点是从学科概念的上下、左右关系来反映事物的派生、隶属、平行关系,体现了学科的系统性和科学分类的逻辑规律,有利于从学科专业角度查找文献信息,满足族性检索的要求。但该法涉及相互交叉的学科或分化较快的学科时,其专指性不强,容易造成漏检。

(2) **主题检索途径**:是以文献涉及的主题概念词为检索入口,通过描述文献内容特征的主题索引来查找文献的途径。所谓主题词是指能够表征文献内容主题特征的、经过规范化处理的名词术语。把这些主题词按字顺排列起来,就构成了主题索引。检索时与查字典相似,直接按主题词顺序就可以找到某一特定课题的文献。目前国内最常用的主题词表是《医学主题词表》(medical subject headings, MeSH)、《中医药学主题词表》和《汉语主题词表》。

主题检索途径的最大优点是概念准确,直接性、适应性及通用性强,专指度高,能将分散在各学科领域里的有关某课题中同一主题词集中在一起,较好地满足特性检索的要求,突破了分类检索途径的严格框架限制,适合现代科学发展。

(3) **关键词检索途径**:是指从文献题名、文献摘要和文献正文中挑选出来的具有实质意义的,能够表达文献主要内容、起关键作用的词或词组,把它们按字顺编排而成的一种检索途径。它与主题途径相近,但由于其选词没有进行规范化处理,选词也不受主题词表控制,就使得同一内容的文献可能分散在不同的关键词下,因为这种词是自由词,故使用关键词检索时应注意收齐它们。

(4) **分类主题途径**:是分类途径与主题途径相结合的检索途径,如《美国生物学文摘》中的目次表即属于这一类。其优点是比单纯的分类途径要细致具体,同时又可以克服单纯的主题途径难以熟悉和掌握的不足。

(三)文献检索的步骤

1. 分析检索课题 检索课题就是根据查找文献信息或查解疑难问题的需要所拟定的问题。首先应对检索课题进行认真细致的分析,弄清楚检索课题的检索目的及要求,了解检索课题的意义和作用,确定检索的学科范围、检索的文献类型、检索的年限及研究课题对查新、查准和查全的指标要求。

2. 选择检索工具或数据库 在分析检索课题时,要确定主题词、检索工具或数据库,因为每种检索工具都有分类目次、著者、主题词等检索标志,每种数据库都有其一定的使用范围。一般情况下应掌握以下几点:①要考虑检索工具或数据库对课题内容的覆盖程度和一致性;②优先选择专业性的检索工具,再利用综合型检索工具进行配合和补充;③在机检条件允许的情况下应以检索数据库为主,它具有多点检索、多属性检索、检索效率高等特点;④根据检索者的外语水平和实际条件来选择合适的检索工具。

3. 确定检索途径 检索工具确定后,需要确定检索途径,选择检索标识。一般的检索工具能提供多种检索途径,如分类目次、著者、主题词等检索标识。每一检索课题都包含一个或多个甚至一系列的检索词,在检索时应选择主要的、有检索意义的词进行检索。选用何种检索途径,应根据课题的要求及所包含的检索词、检索系统所提供的检索途径来确定。当检索课题内容涉及面广,文献需求范围宽,泛指性较强时,宜选用分类检索途径;当课题内容较窄,文献需求专指性较强时,宜选用主题检索途径;当选的检索系统提供的检索途径较多时,应综合应用,互相补充,避免单一途径不足造成漏检。

4. 选择检索方法 检索方法的确定在于寻求一种快速、准确、全面地获得文献信息的检索效果,它是由课题的要求和检索工具的体系所决定的。一般来说,在检索工具比较齐全的情况下,采用常用法比较合适;在检索工具比较短缺时,可采用分段法;如果没有或严重缺乏检索工具时,只能采用追溯法。如果检索的课题要求全面普查,可采用常用法中的顺查法或抽查法;若检索的课题时间紧迫,又要解决某一课题有关的关键性技术问题,要求查准甚至查全,则可采用倒查法,可迅速查得最新技术文献。

5. 查找文献线索 在明确检索要求,确定检索系统,选定检索方法后,就可以应用检索工具实施检索,所获得的检索结果为查到的文献线索。在检索过程中应随时对检出的文献进行判断取舍,对符合要求的文献信息,逐项记录其相关内容,如文献的名称、著者姓名、著者单位及期刊名称、年、卷、期、页等,以便索取原文。因此,对文献线索的整理、分析、识别是检索过程中极其重要的一个环节。

6. 获取原始文献 索取原始文献是整个检索过程的最后一步,利用检索工具查到有关文献线索。检索结束后,还要根据所获得的文献线索,索取原文。检索工具中的文献出处项中的出版物经常采用缩写,因此,首先要将出版物名称缩写(或代号),对照检索工具所附的"来源索引"、"收录出版物一览表"等查出刊名的全称。对本馆没有收藏的文献,可通过工作人员办理馆际互借,或向原文著者索取原著。

总之,利用检索工具查到的有关文献信息线索、参阅的文摘或题录、要逐条核对,整理与检索课题有关的文献信息。需要详细查阅原始文献的全文时,应准确无误地记下原文出处,力求做到准确无误。根据文献线索除可利用馆藏目录、联合目录外,还可以利用具有目录作用的工具,如《国外科技资料目录:中草药》所附的"收藏期刊名单",通过馆际互借或复制手段获得原始文献,也可向作者本人索取。

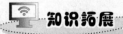 **知识拓展**

文献检索是科学研究的向导

美国在实施"阿波罗登月计划"中,对阿波罗飞船的燃料箱进行压力实验时,发现甲醇会引起钛应力腐蚀,为此付出了数百万美元来研究解决这一问题。事后查明,早在十多年前,有人就研究出来了,方法非常简单,只需在甲醇中加入 2% 的水,检索这篇文献的时间是 10 多分钟。

笔记

第二节 医学文献数据库及检索工具

一、中文医学文献数据库及检索工具

（一）中文医学文献数据库

1. 中国生物医学文献数据库

（1）概况：中国生物医学文献数据库（China Biology Medicine，CBM）是由中国医学科学院医学信息研究所开发研制的综合性医学文献数据库。该数据库收录了 1978 年以来 1800 余种中国生物医学及其相关期刊、汇编、会议论文的文献题录 700 余万篇，全部题录均进行主题标引和分类标引等规范化处理。年增长量约 40 余万篇。学科覆盖范围涉及基础医学、临床医学、预防医学、药学、口腔医学、中医学及中药学等生物医学的各个领域。

该数据库涵盖了中文科技资料目录（医药卫生）、中文生物医学期刊文献数据库（CMCC）中收录的所有文献题录，是目前检索国内生物医学文献使用频率较高的数据库，也是医药卫生科技领域查新规定的必检数据库。2004 年 5 月，中国医学科学院医学信息研究所与重庆维普公司合作，完成了异质异构数据库之间的无缝链接，实现了中国生物医学文献数据库的题录摘要数据库与重庆维普公司开发的中文科技期刊全文数据库的成功链接。

（2）检索途径：该数据库的检索入口很多，检索方式灵活多样，最具特色的是主题词检索途径、分类检索途径、第一作者检索途径、文献类型等检索方式。

检索方法有：基本检索、主题检索、分类检索、期刊检索、作者检索、索引检索、限定检索、定题检索、检索史、链接检索、命令检索。

（3）特点：兼容性好、词表辅助检索功能强、检索入口多、检索功能完备、全文获取。

2. 中国期刊全文数据库

（1）概况：中国期刊全文数据库（China National Knowledge Infrastructure，CNKI）是目前世界上最大的连续动态更新的中国期刊全文数据库，收录了 1994 年至今国内 8200 多种综合期刊与专业特色期刊的全文，全文文献 2200 多万篇，分十大专辑，168 个专题文献数据库。内容覆盖基础科学、工程科技、农业科技、医药卫生科技、哲学与人文科学、社会科学、信息科技、经济与管理科学等各个领域。

其网址为：http://www.cnki.net/。

（2）检索途径：提供分类导航、初级检索、高级检索、专业检索、作者发文检索、科研基金检索、句子检索、来源期刊检索等 7 种检索途径。

3. 万方数据知识服务平台

（1）概况：万方数据知识服务平台是以中国科技信息所全部信息服务资源为依托建立起来的一个以科技信息为主，集经济、金融、社会、人文信息为一体，以 Internet 为网络平台的大型科技、商务信息服务系统。内容包括期刊、成果专利、中外标准、科技文献、万方学位论文、万方会议论文等 110 多个全文型和文摘型数据库。其中国学术会议论文全文数据库是国内唯一的学术会议文献全文数据库，数据范围覆盖自然科学、工程技术、农林、医学等领域。据 2012 年统计，收录五大板块 70 多个类目共 4529 种科技类期刊全文，论文 2000 余万篇，每年增加约 200 万篇，每周更新 2 次，其中核心刊 2500 余种，包括全国 81% 的科技核心刊。

其网址为：http://www.wanfangdata.com.cn/，http://g.wanfangdata.com.cn。

（2）检索途径：该平台支持一站式查新与跨库检索，提供高级检索、经典检索与专业检索 3 种高级检索功能。检索功能强大，是在互联网领域，集信息资源产品、信息增值服务和

信息处理方案为一体的综合信息服务商,是国内一流的品质信息资源出版、增值服务平台,同时提供知识脉络、相似性检测等多元化服务。

4. 中文科技期刊全文数据库

(1)概况:中文科技期刊全文数据库于 1989 年由维普资讯有限公司(隶属于国家科技部西南信息中心)开发,是目前国内最大的综合性中文期刊全文数据库之一,是我国最大的数字期刊数据库。该库包含了 1989 年至今的 12 000 余种期刊刊载的 3000 余万篇文献,每年增加约 250 万篇。涵盖社会科学、自然科学、工程技术、农业科学、医药卫生、经济管理、教育科学和图书情报等学科,所有文献分 8 个专辑定期出版。

其网址为:http://www.tydata.com, http://www.cqvip.com/。

(2)检索途径:检索入口较多、辅助手段较为丰富。提供有快速检索、传统检索、期刊导航、高级检索和专业检索等检索方式。同时可以进行逻辑组配检索。

5. 中国高等教育文献保障系统 中国高等教育文献保障系统(China Academic Library and Information System, CALIS)是经国务院批准的我国高等教育"211 工程"、"九五"、"十五"总体规划中 3 个公共服务体系之一,被认为是我国图书馆信息资源共享的第一个较为完备的全国性解决方案。CALIS 的宗旨是,在教育部的领导下,把国家的投资、现代图书馆理念、先进的技术手段、高校丰富的文献资源和人力资源整合起来,建设以中国高等教育数字图书馆为核心的教育文献联合保障体系,实现信息资源共建、共知、共享,以发挥最大的社会效益和经济效益,为中国的高等教育服务,并制定了《中国高等学校数字图书馆联盟章程》。

其网址为 http://www.calis.edu.cn/。

6. 国家科技图书文献中心 国家科技图书文献中心(National Science and Technology Library, NSTL)是科技部、财政部等部委启动跨系统的科技文献共建共享项目,是国家科技图书文献中心建设的重要组成部分。系统根据国家发展需要,收集和开发理、工、农、医等学科领域的科技文献信息资源,提供免费检索,网上订购全文,面向全国进行文献信息服务。

其网址为:http://www.nstl.gov.cn/。

(二)中文医学文献检索工具

1.《中文科技资料目录·医药卫生》

(1)概况:《中文科技资料目录》(简称《中目》)是国内出版的一套大型分类性题录式检索工具,共有 34 个分册。《中文科技资料目录·医药卫生》是该检索刊物之一,主要收录国内医学及与医学有关的期刊、汇编、学术会议资料等文献。由中国医学科学院医学情报研究所编辑、出版和发行,采用以学科分类为主,主题索引为辅的检索方法,是我国目前比较全面报道国内医学文献的题录型检索工具。《中目:医药卫生》于 1963 年 4 月创刊,收录国内 1000 多种与医药卫生相关的期刊、汇编、会议资料等,年收录文献报道量达 5 万多条,每年末期编有年度主题累积索引,缺点是无著者途径。

(2)编排结构:该刊由编辑说明、分类目次、正文(题录)、学科分类类名索引、主题索引首字母字顺目次表、主题索引、年末累计主题索引、本期引用期刊一览表、医学前沿报道、本刊收编国内期刊一览表等 11 项组成。该刊正文按学科分类的类目次序排列,各类题录前标明类号和类名。

(3)著录格式:以期刊论文格式为例

0146511 ①牛磺酸对糖尿病大鼠血糖和血小板聚集的影响② / 葛慧③(中山医科大学卫生学院)④…// 营养学报⑤ .-2000,(4).-308~311⑥

注释：①题录顺序号，01为年份，其后五位数字为按分类编排的题录顺序号（每年均从第1期1号开始连续排到第12期为止）；②文献题名，如果是综述文献需在题名后加[综述]字样；③作者：只著录第一位著者，其他著者用"…"表示；④作者所在的工作单位；⑤期刊刊名；⑥出版年、期、原文起止页码。

（4）检索途径及使用方法：《中目：医药卫生》检索途径有两条，即分类途径和主题途径。

1）分类途径：是以课题文献所在学科分类中的类目为检索标志，利用分类目次表，从正文中查找所需文献的题录。该途径适用于已知所需文献的类属关系，需要对某一课题的文献较全面的了解。它适用于族性检索。该刊的分类索引由"本期学科分类类名索引"和"分类目次"两部分组成。

检索步骤：从课题中选取出主题词或关键词，在"本期学科分类类名索引"中按汉语拼音音序找出该课题的类目名称和类号；根据类目号从"分类目次"中找到该类目的页码；根据所指引的页码从正文中查找到所需文献题录；根据题录出处索取所需的原始文献。

例如：拟查"肿瘤病人护理"的有关文献

①在"本期学科分类类名索引"中查到：肿瘤科护理（R473.73）。②再到"分类目次"中查到：R47护理学 R473专科护理 R473.73肿瘤科护理……（55）。③到正文55页找到"肿瘤科护理"的题录——9822086 高龄肝癌患者肝叶切除手术前后的护理／许丽丽（第二军医大学东方肝胆外科医院）…∥解放军护理杂志—1997，（2）-16—17。许多情况下，每个类目下会有很多条题录，可能并不都是你所需要的。可以通过题录中的文献题名所提供的信息，进行逐一筛选，选出自己所需的文献并记录所需文献的出处。④根据题录出处索取原始文献。如上篇文献的出处为，《解放军护理杂志》1997年第2期的16-17页。

2）主题途径：是指以经过规范化的主题词为检索标识，利用主题索引查找所需文献，主要用于专题检索。

检索步骤：①对检索文献进行主题分析，找出此文献所体现的主题词和副主题词。采用多个主题词以及主题词与副主题词之间的相互配合，可增强检索文献的专指性，又可提高检索效率。②查看主题索引字顺表，找到主题词首字的位置。③根据所指引的页码在"主题索引"中找到主题词和副主题词，记录其下的题录顺序号（省略前两位的年度号）。如所需文献涉及多个主题词，则分别查出与每个主题词有关的题录号，然后找出各个主题词共有的题录号，即为所需的文献题录号。④根据得到的题录顺序号，回到正文查看所需文献的相关题录。⑤根据题录出处索取原始文献。

2.《国外科技资料目录》（医药卫生）

（1）概况：《国外科技资料目录》（简称《外目》），为我国出版的查找国外科技资料的大型检索刊物，共有39个学科分册。其中的医药卫生分册为我国目前检索国外医学专业文献唯一的中文题录式检索工具。由1964年创刊的《医学科技文献索引》和《国外医学期刊选题索引》等发展而来。目前由中国医学科学院医学情报研究所编辑、出版和发行。该刊收编英、法、日、俄文医学期刊500余种，包括WHO推荐的医学核心期刊200种，每年报道文献题录约6万条。

该刊的优点是：①将文献题名译成了中文，打破了语言方面的限制，便于国内人员的利用；②所著录的文献均有著录翻译单位，可向其借阅或复制原文，打破了资料来源的限制。其缺点是收录范围较窄，报道时差较大。

（2）结构与编排原则：该刊的结构与《中目》（医药卫生）类似；检索途径也相同，即有分类途径和主题途径。但正文题录的编排格式有如下说明：①文献著者一律姓在前，名在后，名用缩写；②期刊刊名采用缩写，若要知道全称可查每年第一期的"本刊收编国外医刊表"的全称与缩写对照；③除英文外，其他文种的文献，需在文献题名后，以方括号注明原文文种及摘要文种;④刊期包括年度、卷次、期次;⑤题录后提供译题单位缩写,通过每年第一期中的"供稿单位名单"可知其全称。

二、英文医学文献数据库及检索工具

(一)英文医学文献数据库

1. PubMed 是由美国国立医学图书馆(NLM)下属的美国生物技术信息中心(NCBI)于1966年研制的基于 Web 的文献检索系统,用于检索 MEDLINE、PreMEDLINE 数据库的网上生物医学文献检索系统。内容涉及医学、护理学、口腔医学、兽医学、卫生保健和基础医学。收录了全世界70多个国家和地区的4000余种生物医学期刊,现有书目文摘条目1000万余条,并且提供部分文献的免费和付费全文链接服务,是目前使用频率最高的生物医学文献数据库。PubMed 提供普通检索、高级检索和限定检索,还提供引文检索、临床检索等多种检索方式,是获取国外循证护理文献的重要途径。

PubMed 网址为:http://www.ncbi.lm.nih.gov/pubmed

2. Elsevier 荷兰爱思唯尔(Elsevier)出版集团是世界上最大的医学与其他科学文献出版社之一,已有180多年的历史。出版品包括学术期刊《柳叶刀》、教科书《格雷解剖学》等。每年共有250 000篇论文发表在爱思唯尔公司出版的期刊中。其 Science Direct,简称 SD,是著名的学术数据库,自1999年开始向读者提供电子出版物全文在线服务,内容几乎涵盖了所有学科领域(24个),包括 Elsevier 出版集团所属在内的2200多种同行评议期刊和2000多种系列丛书、手册及参考书等,其中 SCI 收录1400余种,EI 收录515种。

3. SpringerLink 德国施普林格(Springer-Verlag)是世界上著名的科技出版集团,SpringerLink 是施普林格出版社和它的合作公司推出的科学、技术和医学方面的在线信息资源,自1996年推出以来,已是全球最大的在线科学、技术和医学领域学术资源平台。通过 SpringerLink 可提供全文服务的文献包括 Springer 出版的1842种期刊,全文电子期刊按学科分为:生命科学、医学、数学、化学、计算机科学、经济、法律、工程学、环境科学、地球科学、物理学与天文学,是科研人员的重要信息源。

4. OVID 医学电子全文期刊数据库 Ovid 技术公司是全球著名的数据库提供商之一,由 Mark Nelson 于1984年创建于美国的纽约。它是一家全球性的电子数据库出版公司。公司的发展最初由医学文献起家。该数据库收录60多个出版商所出版的超过1000种科技及医学期刊的全文。其中 Lippincott, Williams & Wilkins(LWW)是世界第二大医学出版社,出版的期刊以临床医学及护理等方面的内容最具代表。

Ovid 数据库有基本和高级检索两种检索界面。基本检索界面只有关键词(keywords)、著者(author)两种检索途径,而高级检索界面的检索图标中则有11个不同的图标,分别是著者(author)、题目(title)、期刊(journals)、检索字段(more Fields)、工具(tools)、联合检索(combine)、引文检索(find citation)、限制(limit)、基本检索(basic)、数据库转换(change database)和退出(logoff)。点击不同的图标,可选择不同的检索途径。

5. CINAHL 数据库 是美国国立医学图书馆(National Library of Medicine,NLM)编辑出版的国际权威的护理、联合保健、生物医学及卫生保健专业文献数据库。它收录了1982年以来世界主要国家和地区出版的护理及其他专业卫生保健领域的英文期刊和部分精选的非英文期刊中的文献摘要。文献量以每年3万条记录的速度递增。该数据库收录的文献类型主要有:书目信息、图书章节、单行本、视听资料、学位论文、教育软件、精选会议文献、护理专业实践标准、护士操作规程及仪器研究等内容。数据更新周期为月更新。CINAHL 数据库中所收录的护理健康方面近千种期刊是 MEDLINE 中没有收录的。

笔记

（二）英文医学文献检索工具

1. 美国《医学索引》

（1）概况：美国《医学索引》（*Index Medicus*，IM）于1879年创刊，由美国国立医学图书馆编辑出版，是目前世界上最常用的生命科学题录式检索工具书，是当今医学界公认的权威性医学信息检索工具。《IM》收录了从美国国立医学图书馆馆藏的25 000余种期刊中挑选出来的包括72个国家和地区的44种文字出版的生物医学期刊及有关科技期刊3800多种，包括中国的核心期刊30多种，年报道量30万条，英文文献占70%以上。

（2）编排结构：该刊为月刊，每年12期出全后，再将所报道过的文献题录按主题内容汇集而成年度累积索引，即卷索引。每一期的期索引包括PartⅠ和PartⅡ两部分，即由两册组成。而卷索引一般为14～16本，其结构与编排同期索引。随同每年第1期一同出版的还有主题词表。

（3）检索途径：IM提供两种检索途径，即主题途径和著者途径，其中以主题途径利用率最高。

（4）编排特点：①收录文献种类繁多、文种广、质量高、范围广；②报道文献速度快，时差短，平均时差2～3个月；③内容全面，侧重临床；④检索方法简便。IM是检索医学文献的理想工具。

2. MEDLINE光盘数据库　是由美国国立医学图书馆（NLM）研制开发的一个生物医学文摘型光盘数据库，其内容包括 Index Medicus（医学索引）、Index to Dental Literature（牙科文献索引）、International Nursing Index（国际护理索引）等索引，是当今世界上最有权威的生物医学文献书目数据库。它收录了1966年以来近1500万条文献，收录的期刊近5000种，年收编量为40多万条，以题录和文摘的形式进行报道。MEDLINE有多种检索途径和检索方法，主要有自由词检索、主题词检索、索引检索、限定检索和横向检索等。

三、其他网络检索工具

（一）搜索引擎的含义

搜索引擎是一种网络资源的检索工具，是 Internet 上的一类站点。它能够进行网络信息的搜集、组织并能提供查询服务。搜索引擎将网页或网址上所提供的分类式目录或关键词作为检索途径，将符合检索条件的网站资源地址和（或）内容信息，收集整理、传输到本地，经过加工处理，建成网络索引数据库或目录指南，从而能够对用户提出的各种查询请求做出响应。

（二）搜索引擎的类型

随着搜索引擎技术和市场的不断发展，出现了多种不同类型的搜索引擎，各类媒体上有关搜索引擎的名词也越来越多，如交互式搜索引擎、第四代搜索引擎、桌面搜索、地址栏搜索、本地搜索、个性化搜索引擎、专家型搜索引擎、购物搜索引擎、元搜索引擎、集成搜索引擎、垂直搜索引擎、MP3搜索引擎、图片搜索引擎等等，尽管搜索引擎有各种不同的表现形式和应用领域，但从搜索引擎的工作原理加以区分，搜索引擎有2种基本类型：一类是纯技术型的全文检索搜索引擎；另一类是目录索引搜索引擎。

1. 全文搜索引擎　全文搜索引擎又称关键词搜索引擎，是通过从互联网上提取信息（以网页文字为主）建立数据库，为用户提供以关键词方式进行全文检索的引擎。计算机索引程序会通过扫描文章的每一个词，对其建立索引，当用户以关键词查找信息时，搜索引擎会在数据库中进行搜寻，如果找到与用户查询条件匹配的相关记录，便会采取特殊的算法，根据各网页中关键词的匹配程度，出现位置或频次、链接质量等计算出各网页的相关度及排名等级，按顺序将搜索结果即网页链接返回给用户。典型的全文搜索引擎代表是：

笔记

Google、百度、搜狗、有道等。

全文搜索引擎的优点是信息量大、更新及时、无需人工干预；缺点是返回结果较多、查准率较低。

2. 目录搜索引擎 目录搜索引擎并不采集网站的任何信息，而是利用各网站向"搜索引擎"提交网站信息时填写的关键词和网站描述等资料，经过人工审核编辑后，如果符合网站登录的条件，则输入数据库以供查询。它是一种属于浏览式的搜索引擎，是基于网站专业人员以人工方式或半自动方式将收集到的网站或网页信息进行整理，然后将其归到类目中，检索者可按照分类式目录查找相关网站或点击网页的链接地址。著名的目录搜索引擎代表是：雅虎、MSN、搜狐、网易、新浪等。

分类目录的特点：用户可以根据目录有针对性地逐级查询自己需要的信息，检索质量较高，准确性较强，而不是像技术性搜索引擎一样同时反馈大量的信息；缺点：需要人工介入，维护量大，信息量少，更新不够及时等。

（三）网站举要

1. 用药安全网 是以数字化信息和医药健康为核心的医药专业搜索引擎，拥有最全的国内疾病、药品资料数据库。其网址为：http://www.yongyao.net/。

2. 护理学类

中国护理网（http://www.ccun.cn/）

中国临床护理（http://www.zglchl.cn/cn/qkjs.asp）

中华护理网（http://www.cn512.com/）

中国男护网（http://www.nanhushi.com/）

中国护理教育网（http://www.nurse91.com/）

护理解剖网（http://nurse.china-anatomy.com/）

台湾肾脏护理协会（http://www.tnna.org.tw/）

医学护理网（http://zhhuli.easthome.net）

护理中心：http://www.nursingcenter.com

护理周刊：http://www.nurseweek.com

　　　　　http://zhhuli.easthome.net

　　　　　http://www.lib.umich.edu/hw/nursing.html

护理资源：http://www.lib.umich.edu/hw/nursing.html

护理专业新闻：http://www.pslgroup.com/dg/Nursingnews.htm

金卫护理网：http://nursing.2919.net/

仁济512天使网：http://www.512-ts.com/

台北护理学院全球资讯网：http://www.ntcn.edu.tw/

医学专业搜索引擎：http://www.medscape.com

（李希滨）

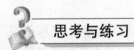

思考与练习

一、选择题

1. 记录知识和信息的一切载体称为

A. 文献 　　　B. 杂志 　　　C. 论文

D. 专著 　　　E. 知识

笔记

2. 知识或信息是文献的
　　A. 外部形态　　　　B. 实质内容　　　　C. 外表特征
　　D. 内容特征　　　　E. 内部形式

3. 文献检索根据检索对象不同,一般分为
　　A. 二次检索、高级检索　　　　　　B. 分类检索、主题检索
　　C. 数据检索、事实检索、文献检索　D. 计算机检索、手工检索
　　E. 事实检索、抽象检索

4. 文献检索的基本方法包括
　　A. 交替法、限定法　　　　　　　　B. 顺查法、抽查法、倒查法
　　C. 常用法、追溯法、循环法　　　　D. 常用法、顺查法、引文法
　　E. 直接法、间接法、抽查法

5. 描述文献内部特征的索引是
　　A. 刊名索引　　　B. 题名索引　　　C. 分类索引
　　D. 著者索引　　　E. 书名索引

6. 书目检索出的结果是
　　A. 文献全文　　　B. 书目数据　　　C. 事实数据
　　D. 其他　　　　　E. 书名

7. 从文献内部特征进行检索的途径是
　　A. 刊名途径　　　B. 号码途径　　　C. 作者途径
　　D. 分类途径　　　E. 题名途径

8. MEDLINE 是当今世界上最大也是最权威的生物医学文献数据库,它可以回朔检索的文献起始年份是
　　A. 1963 年　　　B. 1964 年　　　C. 1965 年
　　D. 1966 年　　　E. 1967 年

9. 利用著者姓名或机关团体名称进行检索的途径是
　　A. 题名途径　　　B. 主题途径　　　C. 著者途径
　　D. 分类号途径　　E. 篇名途径

10. 属于一次文献的是
　　A. 期刊论文　　　B. 年鉴　　　　　C. 目录
　　D. 文摘　　　　　E. 索引

11. 广义的文献检索包含的两个过程是
　　A. 检索与利用　　B. 存贮与检索　　C. 存贮与利用
　　D. 检索与报道　　E. 信息与检索

12. 主要功能是检索、通报、控制一次文献,帮助人们在较短时间内获取较多的文献信息的文献是
　　A. 零次文献　　　B. 二次文献　　　C. 一次文献
　　D. 三次文献　　　E. 灰色文献

13. 文献分为印刷型、缩微型、视听型等,该种分类方法的分类标准是
　　A. 内容的公开次数　　　　　　　　B. 载体类型
　　C. 出版类型　　　　　　　　　　　D. 公开程度
　　E. 物质形式

14. 以报道文献出版或收藏信息为主要功能的工具是
　　A. 题录　　　　　B. 索引　　　　　C. 文摘

笔记

D. 目录　　　　　E. 书目

15. 关于检索工具的说法中，正确的是
A. 一次文献是在二次文献的基础上加工得到的
B. 检索工具指的是一次文献
C. 检索工具通过著录文献的特征，依据一定的规律组织排列，使文献由无序变为有序
D. 三次文献是对一次文献的内容进行加工而形成的
E. 以上都正确

16. 关于万方数据知识服务平台说法中，正确的是
A. 以科技信息为主，涵盖经济、金融、人文信息
B. 以经济信息为主，涵盖科技、金融、人文信息
C. 以金融信息为主，涵盖人文、经济、科技信息
D. 以人文信息为主，涵盖金融、经济、科技信息
E. 以社科信息为主，涵盖政治、经济、教育信息

17. 属于文献的外表特征的是
A. 著者　　　　　B. 主题词　　　　　C. 文摘
D. 分类号　　　　E. 目录

18. 当需要查找最新文献信息时，应尽可能采用的数据库是
A. 全文数据库　　B. 网络数据库　　　C. 光盘数据库
D. 事实数据库　　E. 文献数据库

19. 数据库属于
A. 一次文献　　　B. 二次文献　　　　C. 三次文献
D. 零次文献　　　E. 灰色文献

20. 不属于中文搜索引擎的是
A. google　　　　B. 百度　　　　　　C. 搜狐
D. 新浪　　　　　E. 网易

第四章 研究设计

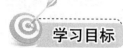

学习目标

1. 掌握研究设计的相关概念；实验性研究设计、类实验研究设计、非实验研究设计的特点。
2. 熟悉研究设计的类型；研究的内部效度和外部效度。
3. 了解实验性研究设计、类实验研究设计、非实验研究设计的具体方法。
4. 能有效阅读不同研究设计类型的护理论文。
5. 具有评价研究设计的思维能力。

第一节 概　述

导入情景

在对高血压患者进行护理干预的相关研究中，研究者为了取样方便，经常以住院的高血压患者作为研究对象，实施干预措施时，也常选择在医院的环境中进行。

请思考：

由上述研究得到的结果被推论到其他情景（比如自然场景）或其他人群（比如社区人群）时会有什么样的局限性？

研究设计是为了实现某一个目标，根据可能出现的设计问题预先制定的对应方案，用以指导具体的研究过程，以得到理想和科学的研究结果。

一、研究设计的相关概念

（一）研究对象

研究对象是研究者根据研究的目的，从研究的总体中抽取的部分代表，也称被试或受试，在统计学中称为样本。

因为研究的资料主要来自于研究对象，研究的结果还要推论到总体，所以保证研究对象或样本对总体的代表性十分必要。如何保证样本的代表性呢？首先，要严格规定总体的条件；其次，要按随机原则抽取样本；最后，要选用足够的样本量。足够的样本量意味着，样本量太小缺少代表性，样本量太大则不易控制，容易产生误差。

（二）对照

有对照才有比较。在大多数的科学研究中，研究者需要通过对照来突出实验主要因素的效应，减少误差，提高研究的精确度。如研究某一药物对某自限性疾病防治效果时，就需

35

要设立不加药物的对照组来突出药物治疗这一实验主要因素的效应。在观察某项护理干预的效果时,也需要设立对照组,在给予实验组和对照组同等常规护理的基础上,对实验组实施护理干预措施并观察和比较效果。

在研究设计中,对照可以在同一组样本中进行,称为自身对照,也可以在不同的两组或多组间进行比较,称为组间对照。组间对照又可分为多种形式,如空白对照、实验对照、标准对照、相互对照、配对对照等。选用何种对照形式需要根据研究的具体问题而定。

1. 空白对照 空白对照是指对对照组不施加任何处理的对照形式,处理因素完全空白。如观察某种疫苗预防某种传染病的效果,实验组的儿童接种该疫苗,对照组的儿童不接种该疫苗,也不接种任何其他免疫制品,观察和比较两组的反应。但在很多护理研究的情景中,这种对照会因形式上的不对等而有可能出现误差,所以在临床上一般会使用"安慰剂"于对照组。

2. 实验对照 在某种有关的实验条件下进行观察的对照。对照组不施加处理因素,但施加某种实验因素(不是所研究的处理因素)。例如,用烟熏剂作病房空气消毒实验,需用不加药的单纯烟熏对照,以排除烟熏本身的抑菌作用。

3. 配对对照 根据研究的要求,首先将条件相同的研究对象配成对,然后将配成对的研究对象随机分到实验组和对照组,分别给予不同的处理因素,对比两者之间的不同效应。如将性别、年龄、体重相同的小鼠配对,然后随机分到实验组和对照组,对实验组的小鼠服用降压药,比较两组血压的变化情况。配对对照常用于动物实验,在以人为研究对象的实验中因难以完全配对而不常使用。

4. 相互对照 没有形式上的对照组,而是几个接受处理的实验组相互对照,它们互为对照组。腋下体温测量时间的研究中,设立了体温测量3、5、7、10分钟4个实验组,通过组间比较确立最佳的测量时间。

5. 标准对照 不设立对照组,用已有的标准值或正常值作对照。如比较某一群体青少年的身高体重等生长发育指标,就可以采用已有的标准值或正常值作为对照。在采用标准对照时,要选择具有可比性的标准。

（三）随机化

护理研究对象的复杂性使得研究过程常常受到多种干扰变量的影响。为了排除这些干扰因素的影响,突出实验的主效应,可以采取随机化的方法。**随机化(randomization)包括随机取样和随机分组两种形式。**随机化的应用,一是可以最大可能地保证每个研究对象有同等的机会被分到实验组和对照组;二是最大可能地使干扰因素均衡地分到实验组和对照组内,从而突出实验的主效应,体现研究结果的客观性。护理研究实践中,常用的随机化的方法有抽签法、随机数字表法、均衡条件下的随机分组等。

（四）研究指标和研究变量

研究指标是指在研究中用来反映研究目的的一种现象标志,是获得研究数据所采用的观察项目,如身高和体重就是反映生长发育状况常采用的指标。

研究变量(variable)是指研究工作中所要解释、探讨、描述或检验的因素,可以通过对研究指标的观察或测量而得以体现,如应对方式作为研究的变量,是通过问卷的得分高低来反映个体应对方式的好坏。可以说,确认研究指标的过程即是确认变量的过程。

在护理科研中,正确地区分变量十分重要。常见的变量类型有:

1. 数值变量和分类变量 **按数值的性质,变量可被分为数值变量和分类变量。**

（1）数值变量(numerical variable):其变量值是定量的,数值有大小,可进行比较,如身高、体重、脉搏、血细胞计数等。由这些数值变量的测量值构成的资料称为计量资料。

笔记

（2）分类变量（categorical variable）：其变量值是定性的，数值代表的是不同的类别，不能比较大小。分类变量又可分为二分类变量（如疗效分为治愈和未治愈两大类）和多分类变量（如学习成绩分为优良中差四个类别），或者无序分类变量（如 ABO 血型的 4 种类型）和有序分类变量（术后疼痛指标分为 1、2、3、4 级）。由分类变量构成的资料称为计数资料。

2. 自变量、因变量和外变量

根据变量在研究中作用的不同，变量可被分为自变量、因变量和外变量。

（1）自变量（independent variable）：是研究问题的"因"，是影响研究目的的主要因素，是研究过程中能够控制和操纵的变量，最终能导致研究结果的产生或影响研究结果，但本身不受结果的影响。

（2）因变量（dependent variable）：是研究问题的"果"，是研究中想要得到的结果或反应，它主要受到自变量的影响，同时也可受到其他因素的影响。

（3）外变量（extraneous variable）：也称无关变量，是指那些能影响研究结果的干扰因素，是在科研设计中要加以控制或消除的变量，以便更好地判断自变量对因变量的效应。

例如，在"负荷呼吸训练对尘肺病人肺功能影响的研究"中，负荷呼吸训练是自变量，肺功能是因变量，年龄、疾病分期等因素可能会干扰到研究的结果，是外变量。

二、研究的效度

研究设计的主要目标是提高整个研究的科学性水平，即确保研究结果真实、可靠。效度是评价研究设计质量乃至整个研究结果科学水平的标准。**研究的效度是指研究在揭示所研究内容的本质或其规律方面的准确、客观、科学程度。研究的效度分为内部效度与外部效度。**

（一）内部效度

内部效度（internal validity）指研究中的自变量与因变量之间因果关系的明确程度。通俗的说就是指研究的有效性，比如结果的可信度、真实性等。一项研究的内部效度高，就意味着因变量的变化确系由特定的自变量引起的。在实际的研究中，除了自变量外，某些外变量也会对因变量产生影响，从而导致研究结果的混淆，难以判定自变量与因变量之间关系的确定性，降低了研究的内部效度。

因此，为了提高内部效度，有必要控制各种外变量。在护理研究中，常见的外变量可来源于以下几个主要方面：

1. 被试因素　包括被试的选择偏性和被试的缺失两种常见的情形。被试的选择偏性是指在对被试者进行分组时，如果没有用随机取样和随机分配的方法，在实验处理之前，他们在各方面并不相等或有偏性，从而造成研究结果的混淆，降低了内部效度。而被试的缺失是指某些长期的追踪研究中，即使开始参加研究的被试者样本是经过随机取样和随机分配的，但由于被试者的中途缺失，常常使缺失后的被试者样本难以代表原来的样本，降低了内部效度。

2. 生长和成熟　除了自变量可能使个体发生变化外，个体本身的生长和成熟也是使其变化的重要因素，尤其是在以儿童为被试而又采用单组前测后测实验的情况下，生长和成熟因素的影响就更大。

3. 主试因素　主要是指研究者知道研究目的所产生的"实验者效应"，或是为了得到某些阳性结果而过分关注实验组而忽视对照组，从而使研究的内部效度降低。

4. 前测的影响　在一般情况下，前后两次测量的结果会有一定的差异，后测的分数将比前测的高。这主要是包括练习因素、临场经验及对研究目的的敏感程度等在内的影响，造成了后测成绩的提高。

37

5. 研究过程的影响 在研究过程中，实验仪器、控制方式的不一致，测量程度的变化，实验处理的扩散和交流等都可能混淆自变量的效果，从而降低了内部效度。

6. 历史 亦称"经历"，指在研究过程中，与实验变量同时发生，并对实验结果产生影响的特定时间。当出现这种情况时，研究者无法判断实验结果是由自变量引起还是由特定时间引起，由此降低了内部效度。

知识拓展

控制外变量的主要方法

1. 排除法 将混杂因素整个消除，例如，你认为周围环境的噪声可能对你的实验结果造成影响，可以通过在隔音环境中进行实验，从而杜绝该因素的影响。

2. 将外变量作为处理因素 研究者将自变量以外的混杂因素作为次要变量也纳入到研究中进行测量，以便能对混杂因素对因变量的影响进行评估。

3. 随机化法 将被试随机分配到各个组中，确保被试在接受处理之前是同质的。

4. 重复测量 在接受实验处理时，每名被试同时又都是自身的控制组，因变量的变化会在每名被试之间进行比较。即每名被试都既在实验组又在控制组，性别、智商、动机水平等都保持恒定。

5. 统计控制法 将混杂因素作为协变量进行测量，通过统计分析方法——协方差分析将它的影响移出统计过程，从而移出混杂因素对因变量的影响。

（二）外部效度

外部效度（external validity）指研究结果能够一般化和普遍推广到样本来自的总体以及其他同类现象中去的程度，即研究结果、变量条件、时间和情境等的普遍代表性和适用性。外部效度主要包括总体效度和生态效度（又分为环境效度和时间效度等），表示从一个研究所得出的结论，在多大程度上能够同样推广到不同的人、环境和时间上。

1. 总体效度 指研究结果对于总体的普遍意义，它主要受样本代表性的影响。例如，在"每周体育锻炼与冠心病患病率之间的关系"的研究中，最初只对男性被试做了调查，并得出了结果。可是这个结果是否能同样推广到女性群体呢？这就涉及总体效度的问题。针对这样的情况，为提高扩大总体效度，就需要对原有的设计进行改进，同时增加女性群体的研究组，把性别因素考虑进去，对男性和女性的结果进行比较，并探讨性别和锻炼之间在冠心病预防能力上的交互作用。

在不同的人群之间比较某种特质，可能的选择几乎是无限的。从人口社会学的角度来看，重要的特质包括性别、种族、社会经济地位及年龄。

2. 生态效度 指研究结果可以被概括化和适用于其他研究条件和情景的程度和能力。包括常见的环境效度和时间效度。

（1）环境效度：比如那些在严格控制条件的实验室中进行的研究，由于实验室环境本身有一定的特殊性和人为性，和现实生活情景有很大的差距。在实验室所获得的研究结果在多大程度上能够推广到现实生活情景中，就涉及环境效度的问题。

（2）时间效度：比如在一个特定的时代背景中研究的结果，随着时代的变迁能否推广到新的社会背景下，就涉及时间效度的问题。

总之，要使研究结果能够适用于其他总体、研究条件和情景（例如自变量与因变量、研究程序、研究背景、研究时间和研究者等方面的不同），提高外部效度，就必须特别设计研究条件与情景，保证对其他总体、研究条件、情景有代表性。

三、护理研究设计的类型

研究设计可以按照不同的划分标准进行分类。按照研究性质的不同,可分为量性研究和质性研究;按照研究目的的不同,可分为回顾性研究和前瞻性研究;按照设计内容的不同,可分为实验性研究、类实验性研究和非实验性研究三类。需要注意的是,各种分类标准之间无严格的界限,相互之间可以存在重叠,比如,某非实验性研究可以是回顾性研究,也可以是前瞻性研究。

(一)量性研究和质性研究

量性研究(quantitative research)是指按照预先设计的方案进行研究,通过对指标的观察获得数据资料,并最终用数字来说明和解释结果。量性研究是目前护理科研中经常被采用的研究方法,比如我们下面要讲到的实验性研究、类实验性研究和非实验性研究。

质性研究(qualitative research)是源于社会学的研究方法,是以研究者本人作为研究工具,在自然情境下采用多种资料收集方法对社会现象进行整体性探究,采用归纳方法分析资料,并最终以文字形式描述结果或形成理论。由于护理研究常常以人或人群作为研究对象,因此,质性研究这一方法也非常适用。

(二)回顾性研究和前瞻性研究

回顾性研究(retrospective research)是指运用临床已有的资料(如病历)对某一研究问题进行分析和总结的一种方法。它是由“果”到“因”的研究,省时、省钱、省人力,易为医护人员采用,是进行深入研究的基础。但同时也存在偏差大、常因记录不全而不够准确且主观因素多等缺陷。

前瞻性研究(prospective research)是一种由“因”到“果”的研究方法,多采用对照方法,观察已存在差异的两组或两组以上的研究对象在自然状态下持续若干时间后发生变化的差异。前瞻性研究是一种科学合理的研究方法。

(三)实验性研究、类实验性研究和非实验性研究

实验性研究(experimental research)是干预研究,是公认的能准确解释自变量和因变量之间因果关系的一种研究,它最大限度地控制了无关变量的干扰,突出了实验因素的主效应,具有较高的科学性。

类实验性研究(quasi-experimental research)也称半实验性研究,与实验性研究相类似,也属于干预研究。与实验性研究设计的不同在于,类实验性研究无法满足实验性研究所要求的条件,如无法随机分组、无法获得对照组等,因此其科学性逊于实验性研究。但在以人为主要研究对象的护理研究中应用比较广泛。

非实验性研究(non-experimental research)有时也被称为调查性研究或观察性研究,是指在研究中对研究对象不施加任何的干预因素,观察研究对象在自然的状态下的某些特征或变化,适合于对研究问题了解不多的情形。

本章以实验性研究、类实验性研究和非实验性研究为例,对研究设计的具体方法进行阐述。

第二节 实验性研究

一、实验性研究的要素

任何实验性研究设计必须具备以下3个要素:

（一）干预

干预（intervention），也称操纵（manipulation），是研究者根据研究目的对研究对象施加的处理因素，如某种护理干预措施。这些处理因素多为研究的自变量，其引起的结果为研究的因变量。在护理研究中，研究者通过对研究对象施加某种干预，以期达到理想的结果或结局。干预是实验性研究和非实验性研究的本质区别。

（二）设对照

为了突出实验处理因素的主效应，有必要对研究中影响结果的干扰因素进行控制，设立对照组（control）可达到这一目的。根据研究的需要，可选用多种对照形式，比如一个实验组和一个对照组；多个实验组和一个对照组；多个实验组互为对照等形式。设立对照的原则是所比较的各组除了干预因素不同外，其他干预因素应尽可能相同，从而能正确判断自变量对因变量的作用。另外，在实际研究中，实验组和对照组的样本例数可以不同。

（三）随机化

随机化（randomization）包含两层含义：随机抽样和随机分组。随机抽样是指总体中抽取样本时要符合随机原则，保证总体中的每个样本有均等的机会进入研究，以提高样本的代表性；随机分组是指每个被试有均等机会被分到实验组和对照组的一种方法，从而保证了组间的可比性。

二、实验性研究设计

严格满足干预、对照和随机化3个条件的实验性研究设计也称随机对照实验（randomized controlled trial，RCT）。在具体的研究过程中，实验性研究设计可以采用多种具体的方法，常见的有实验前后对照设计、单纯实验后对照设计和索罗门四组设计等。

（一）实验前后对照设计

实验前后对照设计（pretest-posttest design），又被称为经典的随机对照实验，是将研究对象随机分配到实验组和对照组，在实施干预前对两组研究对象进行观察或测量，干预实施后再对两组进行观察或测量。表达式如下：

$$R \quad E \quad O_1 \quad X \quad O_2$$
$$R \quad C \quad O_1 \qquad O_2$$

注：R＝随机分组；E＝实验组；C＝对照组；$O_{1,2}$＝第1，2次观察或测量；X＝干预或处理因素

【例4-1】 实验前后对照设计实例

题目：技能训练对成人低视力患者自我效能和生活质量的影响

目的：探讨综合技能训练改善低视力患者自我效能及生活质量的效果。

方法：将70例符合纳入与排除标准的低视力患者随机分配到干预组与对照组。干预组35例接受为期4周的自我管理式综合技能训练，包括助视器使用的视觉训练、日常生活技能训练、定向行走技能训练。对照组35例接受常规照护。自我效能感采用德国心理学家Schwarzer等研制的一般自我效能感量表测量，生活质量用中文版低视力者生活质量量表测量。资料收集时间为干预前、干预后1个月，以及干预后3个月。

结果：干预组接受自我管理式综合技能训练后1个月、3个月时，在自我效能、生活质量方面的改善均显著优于对照组。

结论：自我管理式综合技能训练对改善低视力患者的自我效能、生活质量有积极作用。

笔记

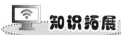

知识拓展

大样本随机双盲实验的由来

1789年，以法国的巴黎学派Pierre Louis为代表的医生掀起一场医学革命。他们主张治疗不能依据传统古典理论和盲从权威，而是要观察事实做出推理和决策。Louis第一次引入"对照组"的概念，发出了循证医学的先声。

为什么要大样本呢？因为统计学的"大数原则"告诉我们，样本越大，统计结果越能稀释那些特例（例如某些人免疫系统特别强或特别弱），也就越能逼近真实情况。为什么要随机呢？因为这样可以有效避免病人由于病情轻重而导致的痊愈效果阶段性差异。

在实施双盲实验前，研究者采用的是单盲实验，即只有病人们不知道自己属于哪一组。后来人们发现：假如参加治疗的医生知道病人分组的情况，出于自己的主观目的，能自觉或不自觉地对病人产生暗示或者过分地关注实验组等，由此导致来自医生的主观偏见对结果产生了影响。所以，人们改进了盲测的方法，病人和研究者不知分组情况，而统计工作由第三方来进行。这样一来，就能很好屏蔽来自医生的偏见影响，让实验更加客观公正了。大样本随机双盲由此发展起来。

（二）单纯实验后对照设计

单纯实验后对照设计（posttest-only design）是指将研究对象随机分到实验组和对照组，对实验组实施干预措施后，对实验组和对照组都进行观察或测量，以突出干预或处理的效果。表达式如下：

R E X O
R C O

注：R=随机分组；E=实验组；C=对照组；O=干预后的观察或测量；X=干预或处理因素

【例4-2】 单纯实验后对照设计实例

题目：渐强式运动训练对冠脉搭桥患者术后恢复及心功能的影响

目的：观察运动训练对冠状动脉搭桥术患者术后恢复及心功能的影响。

方法：将随机选取的60例拟行冠脉搭桥的住院患者随机分为康复组（$n=30$）和对照组（$n=30$）。两组均接受常规的手术前后治疗和护理，在此基础上，康复组给予强度渐增的运动训练。主要观察指标包括术后两组患者6分钟步行试验（6MWT）、左室射血分数（LVEF）、术后插管时间、重症护理时间与术后住院时间。

结果：与对照组比较，康复组患者术后6分钟步行距离（6MWD）明显加长（$P<0.005$）；左室射血分数（LVEF）改善显著（$P<0.05$）；康复组患者术后呼吸机辅助通气时间及重症监护时间较对照组缩短（$P<0.05$）。

结论：渐强式运动训练可以改善CABG术后患者恢复程度，提高运动能力，促进心脏功能的恢复。

（三）索罗门四组实验研究设计

索罗门四组设计（Solomon four-group design）是指将研究对象随机分为两个实验组和两个对照组，对其中的一个实验组和对照组在干预前和干预后分别进行观测，而对另一个实验组和对照组只进行干预后的观测。该设计适用于某些干预前的观测可能会对研究的结果产生影响的情形，如对情感、态度问题的研究。表达式如下：

```
R     E           X           O₁
R     C                       O₁
R     E           O₁    X     O₂
R     C           O₁          O₂
```

注：R＝随机分组；E＝实验组；C＝对照组；$O_{1,2}$＝第1，2次观察或测量；X＝干预或处理因素

【例4-3】 索罗门四组研究设计实例

题目：认知教育改善护士对 AIDS 患者态度的研究

目的：通过认知教育干预，观察护士对 AIDS 患者态度的改变。

方法：将随机抽取的160名护士随机分成4组，每组40人，实验组和对照组各2组，分别命名为实验组1、2和对照组1、2。对实验组1和对照组1在认知教育实施前进行态度的测量，对实验组1进行认知教育干预后，再对实验组1和对照组1进行态度的测量；而对实验组2和对照组2在认知教育干预前不实施测量，认知教育干预后，才对实验组2和对照组2进行态度的测量。

结果：通过统计分析，判断前测可能对结果的影响，并在此基础上推断认知教育干预对护士态度影响。

实验性研究的优点和局限性：实验性研究因其最大限度地控制了外变量，准确地解释了自变量和因变量之间的因果关系，从而被认为是最科学和客观的研究设计。但在护理科研的活动中，因其研究对象和研究环境的复杂性往往难以满足实验性研究设计的条件，因此实验性研究在护理领域的应用受到一定限制。

第三节　类实验性研究

一、类实验性研究设计特点

在护理研究中，经常会采取某种干预措施并观察其效果，但是受现实条件的限制，常常做不到随机分组或者不能获得对照组，此时，就无法完全满足实验性研究设计的条件，这类的研究设计就称为类实验性研究设计。**类实验性研究具备以下特点：**

1. 干预或操纵，是必须具备的特点。
2. 随机化和设对照组两项只具备一项或者两者都不具备。

二、类实验性研究设计

在满足类实验性研究设计特点的基础上，**类实验性研究常见的研究设计类型包括不对等对照组设计、自身前后对照设计、时间连续性设计等。**

（一）不对等对照组设计

不对等对照组设计（nonequivalent control group design）是指具有实验组和对照组，但限于现实的条件，实验组和对照组无法做到随机分组，两组不对等。表达式如下：

```
方式1      E               X           O₁
           C                           O₁
或者
方式2      E               O₁    X     O₂
           C               O₁          O₂
```

注：E＝实验组；C＝对照组；$O_{1,2}$＝第1，2次观察或测量；X＝干预或处理因素

【例4-4】 不对等对照组设计实例

题目：放松训练对肺癌患者围手术期康复的效果

目的：探讨放松训练对肺癌患者围手术期的康复效果。

方法：选取100例肺癌围手术期患者按病区分组，其中A、B、C病区50例为干预组，D、E病区50例为对照组，两组均采取常规护理，干预组在常规护理的基础上对围手术各期进行放松训练。两组分别于术后5～7日进行焦虑自评量表（SAS）、疼痛、体力活动状态，以及呼吸功能、血氧饱和度的评定。

结果：干预组患者焦虑、疼痛、体力活动状态、呼吸功能和血氧饱和度较对照组有改善，差异有统计学意义（$P<0.05$）。

结论：放松训练能降低肺癌围术期患者的焦虑，减轻疼痛，提高血氧饱和度，较快地恢复患者呼吸功能，促进机体康复。

（二）自身前后对照设计

自身前后对照设计（one group pretest-posttest design）是指研究设计中没有对照组，被试在干预前后进行自身比较对照。表达式如下：

$$O_1 \qquad X \qquad O_2$$

注：O_1＝干预前的观察或测量；O_2＝干预后的观察或测量；X＝干预或处理因素

【例4-5】 自身前后对照设计实例

题目：小组心理干预对空巢老年人焦虑抑郁情绪的影响

目的：探讨小组心理干预对空巢老年人焦虑、抑郁情绪的影响

方法：对81例空巢老年人进行小组心理干预，用抑郁自评量表、焦虑自评量表评价干预后的效果。

结果：干预前8.65%的空巢老年人有焦虑情绪，抑郁检出率为21.00%。干预后空巢老年人无焦虑检出，抑郁检出率为14.82%，干预前后焦虑检出率差异有统计学意义。

结论：空巢老年人的抑郁、焦虑情绪常见，小组心理干预能够明显改善其焦虑、抑郁情绪。

（三）时间连续性设计

时间连续性设计（time series design）实质上是自身前后对照设计的一种改进，在干预前后分别进行多次观察或测量。时间连续性设计适合于自变量本身的稳定性无法确定的情形下。表达式如下：

$$O_{11} \quad O_{12} \quad O_{13} \quad \cdots\cdots O_{1i} \qquad X \qquad O_{21} \quad O_{22} \quad O_{23} \cdots\cdots O_{2i}$$

注：O_{1i}＝干预前的观察或测量；O_{2i}＝干预后的观察或测量；X＝干预或处理因素

【例4-6】 时间连续性设计实例

题目：医院奖励制度对护士工作积极性的影响

随机选取某一病房科室，在实施奖励制度之前对护士的工作积极性进行多次测量，实施奖励制度后再对护士的工作积极性进行多次测量。通过对各阶段工作积极性的比较，分析奖励制度的有效性和持续时间。

类实验性研究设计的优缺点：类实验性研究在实际研究中的可行性高，能初步解释因果关系，比实验性研究更为实用，在护理领域的应用广泛。但由于其无法做到随机分组或者缺少对照组，不能很好地控制无关变量，因此对因果关系的判断较弱，可信度比实验性研究差。

第四节 非实验性研究

一、非实验性研究设计特点

非实验性研究具有以下特点：

1. 无任何干预或处理措施 这是非实验性研究与实验性研究的本质区别。

笔记

2. 在完全自然的状态下进行 非实验性研究强调观察被试的自然状态或者在自然状态下的行为发展变化。

3. 适合于对研究问题了解不多或问题较复杂的情形 非实验性研究适用于对护理领域的现象不了解或了解不多的情形，通过描述、比较或者探讨相互关系来揭示现象的本质。非实验性研究是进行实验性研究的基础和前提。

二、非实验性研究设计

非实验性研究设计的常见形式有描述性研究设计、病例对照研究设计、队列研究设计等。

（一）描述性研究设计

描述性研究设计（descriptive research design）是目前护理领域应用最多的非实验性研究设计，用来观察、记录、描述某种状态、程度等，用以回答"是什么"和"怎么样"等问题，最终是为了从中发现规律，或确定可能的影响因素。

描述性研究常采用横断面研究和纵向研究的形式。其中，横断面研究是指在特定的时间内，对特定被试的现状及相关因素进行观察和测量，是护理研究中用得最多的类型；而纵向研究是指对某一特定人群进行一段时间的随访，观察或测量某种状态或特征发生、发展及其变化规律。

【例4-7】 描述性研究设计实例

题目：居家腹膜透析患者自我护理能力现状及影响因素分析

目的：了解居家腹膜透析患者自我护理能力的现状，并探讨其影响因素。

方法：应用一般资料调查表及自我护理能力问卷，对194例常规门诊随访的居家腹膜透析患者进行调查。

结果：居家腹膜透析患者自我护理能力总分为（152.88±13.75）分，患者对透析知识的判断正确率达56.70%~92.78%，对透析态度的积极程度达61.34%~100%；对透析行为的判断正确率达72.68%~98.45%；患者正确行为（依从性）出现的频率达17.01%~100%。多元线性逐步回归分析显示：患者年龄、教育程度、透析龄及住房条件是影响患者自我护理能力的主要因素。

结论：居家腹膜透析患者具有一定的自我护理能力，但患者治疗依从性欠佳。临床护理工作者可针对不同年龄、教育程度、透析龄及居住环境的腹膜透析患者采取不同的健康教育方式，以促进其自我护理能力的提高。

（二）病例对照研究设计

病例对照研究设计（case control research design）是一种回顾性研究，是指以现已确诊患有某种疾病的一组为病例组，以未患病的但具有可比性的另一组为对照组，通过回顾寻找两组过去可能与疾病有关的各种因素的暴露史并进行分析。

【例4-8】 病例对照研究设计实例

题目：糖尿病患者跌倒及其危险因素研究

目的：探讨糖尿病患者跌倒及其危险因素。

方法：151例糖尿病患者为研究对象，对照组为同期观察的149例非糖尿病受试对象。采用成组病例对照研究方法，调查测评内容包含4个方面共68项因素。

结果：糖尿病组跌倒发生率为21.85%，明显高于对照组11.41%（$P<0.05$）。糖尿病组合并心、脑血管病变，视力、听力异常，下肢感觉神经功能异常，足背动脉搏动异常，足部病变等均较对照组明显增多（$P<0.001$）。从与跌倒相关的68项因素中，先经单因素分析，再进一步应用非条件Logistic多元回归分析筛选出了7个有显著统计学意义的变量，即：周围血管

笔记

病变、周围神经病变、足部压力觉异常、足背动脉搏动异常、足部病变、直立性低血压、视力异常，它们均与糖尿病患者跌倒的发生呈显著正相关（$P<0.05\sim0.01$）。

结论：以上 7 个因素是引起跌倒的重要危险因素：糖尿病周围血管病变与神经病变相互作用是导致糖尿病患者高跌倒发生率的病理生理基础。

（三）队列研究设计

队列研究设计（cohort study design）又称定群研究，是指对目前已存在差异的两组或以上的研究对象（比如是否暴露于某危险因素），在自然的状态下进行持续若干时间的观察，比较随着时间的延续组间的差异，并进行分析。

【例4-9】 队列研究设计实例

题目：院前家庭急救对出血性脑卒中预后的影响

目的：探讨院前家庭急救对出血性脑卒中患者30日预后的影响。

方法：采用前瞻性队列研究，患者预后根据改良 Rankin 指数，分为预后良好（Rankin≤2）和预后不良（包括 Rankin>2 及死亡）；家庭急救分为急救得当和急救不当。收集包括家庭急救及可能影响预后的有关指标资料，对指标与 30 日预后的关系进行单因素和多因素 Logistic 回归分析。

结果：79 例出血性脑卒中病例进入研究，其中预后良好 23 例，预后不良 56 例；家庭急救措施得当 37 例，不当 42 例。Logistic 逐步回归分析显示，家庭急救是出血性脑卒中预后的独立影响因素（OR＝5.258）。

结论：家庭急救是院前急救中的重要环节。家庭急救不当是出血性脑卒中不良预后的危险因子。开展大众家庭急救教育，提高家庭急救技能，可以改善患者预后。

（四）其他

其他的非实验性研究有评价性研究、历史性研究和个案研究等，在护理领域中也有应用。

（厉 萍）

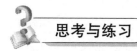

思考与练习

一、选择题

1. 按 ABO 血型系统，人类的血型分为 A、B、AB、O 型 4 种类型，这属于

    A. 数值变量　　　　B. 二分类变量　　　C. 有序分类变量

    D. 无序分类变量　　E. 自变量

2. 在"磁疗对血液透析病人内瘘管周围症状改善"研究中，将被试随机分为实验组和对照组，在对两组常规护理的基础上，对实验组实施磁疗后观察两组的疗效，以"显效、有效和无效"表示。下面说法不正确的是

    A. 磁疗是自变量，是研究的结果

    B. 疗效是因变量，是研究者要观察的指标

    C. 外变量可包括年龄、性别、疾病分期等因素

    D. 观察指标采用的是分类变量

    E. 控制无关变量的常用方法就是随机分组

3. 在"奖励制度对护士工作积极性影响"的研究中，在实施奖励制度前对护士的工作积极性多次测量，在实施奖励制度后对护士的工作积极性进行多次测量，此设计属于

    A. 实验性研究设计　　　　　　　B. 非实验性研究设计

C. 实验前后对照设计 　　　　　　　　　D. 时间连续性设计

E. 单纯实验后研究设计

4. 在不同靠背角度对脑外伤病人术后颅内压影响的研究中,按不同的靠背角度将被试分为倾斜30°组、倾斜60°组和倾斜90°组3组,观察不同的靠背角度对病人颅内压的影响。研究中的不同组别属于

　　A. 自身对照　　　　B. 标准对照　　　　C. 组间对照

　　D. 空白对照　　　　E. 历史对照

(5~6题共用题干)

在"皮下注射低分子肝素局部压迫时间与皮下出血关系"的研究中,在某心内科随机选取符合总体要求的被试30例。每个被试均接受8次皮下注射,在脐周左右分别注射4次,压迫时间分为1分钟、2分钟、3分钟、4分钟。整个注射过程要求由专门的护士执行,注射的深度和压迫力度按统一的规定操作。12小时后观察皮下出血例次和出血面积的大小。

5. 本研究中的样本含量相当于是

　　A. 30例　　　　　　B. 60例　　　　　　C. 120例

　　D. 240例　　　　　E. 360例

6. 本研究中控制外变量的有效措施有

　　A. 专门的护士进行操作

　　B. 统一的注射深度

　　C. 统一的压迫力度

　　D. 被试均按照压迫1分钟、2分钟、3分钟和4分钟的顺序进行

　　E. 排除有血凝异常的被试

7. 自变量是

　　A. 是研究问题的"结果"

　　B. 是研究问题的"原因"

　　C. 自变量受到因变量的影响

　　D. 自变量是影响研究结果的唯一变量

　　E. 自变量因其能影响到研究结果需要加以控制和平衡

8. 在"全程护理模式对产妇产程和产后泌乳情况影响"的研究中,分别从某地两家三级甲等医院的产科病房中抽取产妇作为研究对象,以其中一家医院的产妇作为对照组实施常规护理模式,以另一家医院的产妇作为实验组实施产科全程护理模式,观察两组产妇产程和产后泌乳的情况。在这项研究中,叙述正确的是

　　A. 全程护理模式是自变量

　　B. 常规护理模式是外变量

　　C. "产妇产程"是唯一的因变量

　　D. "产后泌乳"是唯一的因变量

　　E. 本研究设计属于实验性研究设计

9. 对已经确诊为糖尿病(2型)3年的,已经出现并发症的和没有出现并发症的两组病人进行比较。了解在确诊以来各组病人在一些同并发症发生有关因素方面的做法有何不同。此类研究属于

　　A. 实验性研究设计　　　　　　　　　B. 非实验性研究设计

　　C. 实验前后对照设计　　　　　　　　D. 时间连续性设计

　　E. 单纯实验后研究设计

10. 在"护理干预对高血压患者生活方式的改善效果"的研究中,采取健康宣教、饮食指导、运动指导、心理辅导等作为干预形式,生活方式的改变以体重、钠摄入量、运动频率、情绪稳定性、不良嗜好等指标反应。对此研究叙述正确的是
    A. 生活方式是自变量
    B. 血压的变化是因变量
    C. 体重这一指标是数值变量
    D. 护理干预是自变量
    E. 此类研究有无对照组的效果一样

(11~12题共用题干)

在"妊娠早期妇女心理健康状况及其相关心理社会因素"研究中,从某产科门诊选取早期妊娠孕妇150例,以问卷的形式调查了她们的早孕反应程度、心理健康状况、应对方式、社会支持、个性特征等因素。在此基础上,按照早孕反应的程度,分为轻度、中度和重度妊娠反应三组,比较三组孕妇在上述观测变量上的差异。

11. 该研究类型属于
    A. 实验性研究   B. 类实验性研究   C. 非实验性研究
    D. 前瞻性研究   E. 回顾性研究

12. 该研究中存在的变量类型有
    A. 自变量   B. 数值变量   C. 分类变量
    D. 因变量   E. 外变量

13. 为保证样本的代表性,下列做法不正确的是
    A. 要严格规定总体的条件   B. 要按随机原则抽取样本
    C. 要有足够的样本量   D. 样本量越大越好
    E. 要严格规定排除标准

14. 因变量是
    A. 研究问题的"果"   B. 研究问题的"因"
    C. 因变量不受自变量的影响   D. 因变量和外变量共同影响自变量
    E. 因变量不受外变量的影响

15. 对内部效度描述不正确的是
    A. 内部效度是指研究中的自变量与因变量之间因果关系的明确程度
    B. 内部效度是指研究结果推广到其他同类现象中去的程度
    C. 生长和成熟是影响内部效度的因素
    D. 前测可能会影响到内部效度
    E. 被试的缺失或者选择偏性会影响到内部效度

16. 对外部效度的描述不正确的是
    A. 外部效度是指研究中的自变量与因变量之间因果关系的明确程度
    B. 外部效度是指研究结果推广到其他同类现象中去的程度
    C. 其他总体可能是影响外部效度的因素之一
    D. 其他环境可能是影响外部效度的因素之一
    E. 其他时间可能是影响外部效度的因素之一

17. 按照研究性质的不同,研究设计可分为
    A. 前瞻性研究和回顾性研究   B. 实验性研究和类实验性研究
    C. 比较性研究和相关性研究   D. 量性研究和质性研究
    E. 群体研究和个案研究

笔记

18. 对量性研究的描述正确的是
    A. 是源于社会学的研究方法
    B. 是以研究者本人作为研究工具
    C. 事先有严格的研究设计方案
    D. 多采用归纳方法分析资料
    E. 最终以文字形式描述结果或形成理论
19. 对质性研究描述不正确的是
    A. 是以研究者本人作为研究工具
    B. 属于发生性研究设计
    C. 多以文字形式描述结果
    D. 多采用归纳方法分析资料
    E. 多采用随机方法抽取样本

二、思考题

研究设计案例:某研究拟观察某药预防肠道传染病的效果。该设计如下:在甲幼儿园选取100名儿童作为实验组服用该药,在乙幼儿园选择100名儿童作为对照组未服用该药。观察结果是,甲幼儿园肠道传染病发病率下降,乙幼儿园肠道传染病发病率上升;因而得出"该药有预防肠道传染病的作用"的结论。

请问:

1. 该结论是否科学?
2. 请分析和完善该研究设计。

第五章 总体和样本

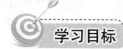

学习目标

1. 掌握总体和样本相关概念;各类抽样方法。
2. 熟悉样本量相关的参数。
3. 理解常用的样本含量的估计方法。
4. 学会采用概率抽样方法从总体中抽取样本。
5. 具有评价护理研究论文中样本抽样方法的科学思维能力。

　　研究对象是科学研究的要素之一,研究对象的选择对研究结果具有极其重要的影响。在实践中,通常抽取全部目标研究对象中的一部分作为实际研究对象。本章主要介绍如何选择研究对象和计算样本含量,从而帮助护理研究人员在抽样过程中抽取到能够代表研究总体的研究对象。

第一节　基　本　概　念

一、总体相关概念

（一）总体

　　总体(population)是根据研究目的确定的同质观察单位的全体,更确切地说,是具有相同性质的所有个体的某种观察值(变量值)的集合。总体具有如下几个方面的特征:①同质性:构成总体的各个单位必须具有某一方面的共性,这个共性是研究者确定总体范围的标准;研究对象的同质基础则是同一地区、同一年份的同一人群。②大量性:总体是由许多单位所组成的,而不是只有个别单位。③差异性:构成总体的各单位之间,除了必须在某一方面具有共性之外,在其他方面必然存在差异。

　　总体所包含的范围随研究目的的不同而改变。因此,对总体要有明确的规定。例如,要研究 2012 年我国注册护士的健康状况,则我国当年的全体注册护士就是研究总体;研究 2012 年某城市乳腺癌手术治疗妇女的生活质量,则研究总体是 2012 年在该城市接受乳腺癌手术治疗的妇女,而每位妇女是这个总体中的观察单位。

（二）有限总体

　　总体通常限于特定的空间、时间、人群范围之内,**若同质研究对象的所有观察单位为有限个数,则这个总体称为有限总体**(finite population)。例如,研究某护理学院 2012 年在校护生的心理健康状况,则该研究总体具有时间（2012 年）与空间（某护理学院）的限制,由该护理学院 2012 年所有的在校护生构成的既是一个有限总体。

（三）无限总体

　　有时总体是假设的或抽象的,没有时间和空间的限制,观察单位数是无限的,称为无限

总体(infinite population)。如研究子宫切除术后妇女的性生活满意度，则组成该总体的个体为所有子宫切除术后妇女，无时间和空间的限制，因而可视为无限总体。

（四）目标总体

目标总体(target population)是由研究目的决定的符合抽样条件的被抽取样本的所有个体的集合体，是研究者所要推论的整个的集合体。其范围大小不等。

（五）可得总体

可得总体(accessible population)是目标总体的一部分，是研究者根据研究的需要能方便抽取的总体。例如，某研究者需要研究的目标总体是中国注册护士，可得总体可能是某市的注册护士。在这种情况下，样本从可得总体中获得，样本研究的结果首先适用于可得总体，然后再推广到目标总体。

（六）观察单位

观察单位(observed unit)，又称个体(individual)或研究单位(study unit)，指研究总体的单位组成部分，是科学研究中的最基本单位。上述例子中，某护理学院 2012 年所有的在校护生是总体，单个护生是构成这一总体的观察单位。观察单位可以是一个人，也可以是特指的一群人（例如一个家庭、一个学校等），可以是一个器官、甚至一个细胞、一个动物等。

二、样　　本

样本(sample)是指从总体中随机抽取的部分观察单位。总体包含的观察单位通常是大量的甚至是无限的，在实际工作中，一般不可能也没必要对每个观察单位逐一进行研究。研究者只能从中抽取一部分观察单位加以实际观察或调查研究，并用这一部分观察单位的研究结果，去估计和推断总体的情况。因此，为了能用样本的特征来估计总体的特征，必须保证从总体中抽取的样本对于其所属总体具有代表性，这就是样本与总体的辩证关系。

三、抽　　样

抽样(sampling)是指从总体中，按照一定的要求抽取部分观察单位组成样本的过程。抽样是临床护理研究中的基本方法之一。如调查某地 2012 年 5 岁正常女童的体重，可以从某地 2012 年 5 岁正常女童中，随机抽取 200 名女童，逐个对其体重进行称量，得到的 200 名女童的体重测量值即为样本。当然获取样本仅仅是手段，在抽样过程中还要规定样本的条件。

抽样的最终目的在于通过样本的统计值来推断总体。抽样调查中为了能用样本的特征推论总体的特征，必须遵循以下原则：

1. 保证样本的可靠性　指保证样本中每一观察单位确实来自同质总体。抽样调查中，对研究对象的选择要有明确的抽样标准，它是确认研究对象时不容含混的前提，又是保证研究质量及其真实性的基础。如研究对象为病人，则需要对研究对象的选择有明确的诊断标准、纳入标准和排除标准。

诊断标准(diagnostic standard)是对病种、病型、病程、病情等严格区分，给出正确诊断。凡属国际疾病分类所区划的疾病都有着相应的科学的诊断标准，而诊断标准的制定又受着科学和认识水平的限制。确定疾病诊断标准应注重参考国际上如 WHO 所建议的通用标准，便于国际间的比较和交流。选定研究对象的首要条件是必须符合疾病的诊断标准。

符合诊断标准的对象却不一定都符合研究设计的要求。因为临床研究对象的病情轻重不一、病程不同，同时他们的心理状态、文化和社会背景也有不同。因此，研究对象符合统

笔记

一诊断标准的同时，还需制定符合研究课题要求的纳入标准。通过纳入标准选择相对单一临床特点的对象进行研究。例如，研究急性心肌梗死病人的自护能力，研究对象除符合心肌梗死的诊断标准外，研究者规定的纳入标准如下：①症状发作 1 周后；② 65 岁以上的老年病人。

另外，护理研究过程受研究对象的来源、病情、社会经济地位，心理特点等很多干扰因素影响。为了防止这些因素的干扰，根据研究目的以及干预措施的特点，制定相应的排除标准，使符合诊断标准的入组病例相对单一，避免过多干扰因素。例如，急性心肌梗死病人的自护能力的研究。研究对象排除标准是除外伴有充血性心力衰竭、完全房室传导阻滞和持续心动过缓者。

2．抽取有代表性的样本　指样本能充分反映总体的特征，要求样本必须满足两条原则：

（1）抽样要遵循随机化原则：因为在一个人群中，某些因素或某些方面的特征并不是均匀分布的，这就要求在选择样本时，不能随意地进行选择，而是采用一定抽样技术进行随机抽样，以保证样本的某些特征与总体相同或相近，从而使样本能够代表总体。

（2）足够的样本含量：即应保证样本中有足够的观察单位数。足够的标准要根据研究的精度和变量的变异程度确定。通常精度要求越高，样本含量要求越大；变量的变异越大，样本含量要求越大。

只有满足上述原则，才能保证样本最大可能地代表总体，才能保证研究结果的可靠性。

第二节　抽样方法

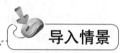
导入情景

　　妇科住院病人中，肿瘤病人比率呈明显上升趋势。病人由于生理、心理、社会等方面因素的影响易发生睡眠状态的改变，严重影响其生活质量。护理研究人员计划针对该护理问题开展研究，对妇科肿瘤住院病人实施护理干预方案，以求改善其睡眠状态。

　　请思考：

　　1．研究者如何确定符合研究要求的研究对象？

　　2．合适的研究对象人数是多少？

　　3．如何获得有代表性的研究对象？

研究者确定在研究中采用抽样调查后，应根据研究目的、统计学方面的考虑，决定采用具体的抽样方法。**抽样方法有多种，可以归纳为概率抽样与非概率抽样两类。**

一、概率抽样方法

　　概率抽样（probability sampling）又称随机抽样，是根据概率理论，采用随机的方法抽取样本，保证总体中的每一个研究个体均有相等的机会被抽中的抽样方法。最普遍被使用的概率性抽样方法是单纯随机抽样、系统抽样、分层随机抽样、整群抽样和多阶段抽样方法。

　　1．单纯随机抽样（simple random sampling）　是指总体中的每个研究个体被选入样本中的概率完全相同，决定哪一个研究个体进入样本完全随机决定。它是概率抽样中最基本、

笔记

使用最广泛的一种方法，是所有其他抽样方法的基础。具体方法是：先将总体的全部研究个体统一编号，再用抽签法或随机数字表法，随机抽取部分个体组成样本。

（1）抽签法：例如，要了解某校 2000 名医学生的考试焦虑问题，拟用单纯随机抽样法调查 200 人，即样本含量为 200，可将 2000 名学生都编号：0、1、2、…、1998、1999，并做成 2000 个签，充分混合后，随机抽取 200 个签，与这 200 个签号相对应的学生，就是所要调查的学生，这就是单纯随机抽样的一个样本。抽签法比较简便，随时可用，但由于总体单位较多，在实际调查中抽签法较少采用。

（2）随机数字表法：是一种由许多随机数字排列起来的表格（表 5-1）。对于上述例子，就可利用随机数字表进行随机抽样。首先将学生编号：0000、0001、0002、…、1998、1999，然后在随机数字表中任意指定某行某列的一个数字，向任何一个方向摘录数字，以四个数字为一组，这些四位数中凡 2000～4000（含 2000）者，均减去 2000；4000～6000（含 4000）者减去 4000，依此类推，使每一组数字都不大于 2000。如后面得到的一组出现与前面相同的数字者弃去，共取 200 组不大于 2000 的数字，与这些数字相对应的 200 名学生就构成本次调查的样本。

表 5-1 单纯随机数字表

22	17	68	65	81		68	95	23	92	35		87	02	22	57	51
19	36	27	59	46		13	79	93	37	55		39	77	32	77	09
16	77	23	02	77		09	61	84	25	21		28	06	24	25	93
78	43	76	71	61		20	44	90	32	64		97	67	63	99	61
03	28	28	26	08		73	37	32	04	05		69	30	16	09	05
93	22	53	64	39		07	10	63	76	35		84	03	04	79	88
78	76	58	54	74		92	38	70	96	92		52	06	79	79	45
23	68	35	26	00		99	53	93	61	28		52	70	05	48	34
15	39	25	70	99		93	86	75	77	65		15	33	59	05	28
58	71	96	30	24		18	46	23	34	27		85	13	99	24	44
57	35	27	33	72		24	53	63	94	09		41	10	76	47	91
48	50	86	54	48		22	06	34	72	52		82	21	15	65	20
61	96	48	95	03		07	16	39	33	66		98	56	10	56	79
36	93	89	41	26		29	70	83	63	51		99	74	20	52	36
18	87	00	42	31		57	90	12	02	07		23	47	37	17	31

正确运用随机数字表能保证抽样的随机性，但要求有随机数字表，并学会正确使用。由于计算机和某些计算器可以用随机函数产生随机数，因此也可以用于抽样设计。

单纯随机抽样方法的优缺点：单纯随机抽样方法应用简便、易行，不需要专门的工具，但不适于样本量很大的研究。因为事先需要把所有研究对象编号，因此当样本量较多时，工作量大增，往往难以做到。当个体差异大、抽样比例较少而样本含量小时，用此法抽样所得样本的代表性差，故在实际调查时很少单独使用，常用到多阶段抽样中。

2. **系统抽样**（systematic sampling） 又称机械抽样或等距抽样，是按照一定的顺序机械地、每隔一定的数量单位抽取一个单位的方法，或者是按一定的比例抽取一个个体或一户居民的方法。它也是在单纯随机抽样的基础上进行的，即要求每次抽样的起点均必须是随机选取的。具体方法是：先将总体中的每个研究单位按某一特征顺序编号，并根据抽样

笔记

比例即样本含量与总体含量之比规定好抽样间隔 H（抽样比例的倒数），再随机确定一个小于等于 H 的数字 K，然后以 K 为起点，每间隔 H 抽取一个编号，这些编号所代表的研究单位即组成样本。如：某大学有 2000 名女学生，研究者调查该大学女生生殖健康状况，若用系统抽样方法抽取含量为 200 的样本，具体方法为：首先对全校女学生按学号顺序统一编号：0、1、2、…、1998、1999，总体含量 N：2000，样本含量 $n = 200$，抽样间隔 $H = 2000/200 = 10$，随机确定 $K（K \leqslant H）$，例如 $K = 6$，6 就是选出的起点，然后每隔 10 抽取一个编号，得 16、26、36、…、1996，共得到 200 个编号，所代表的这 200 名学生组成样本。

系统抽样方法的优缺点：系统抽样方法简便易行，容易得到一个按比例分配的样本，被选入样本的研究单位在总体中的分布比较均匀，通常抽样误差小于单纯随机抽样，对总体的估计较准确。当研究者获得总体的所有按顺序排列的个体名单时，多采用该方法。但当编号所代表的研究单位具有一定的周期性趋势或单调递增（或递减）趋势时，可能产生明显的系统误差，所得到的样本会有明显的偏差，对总体就缺乏代表性。例如，要抽取若干家庭的样本，研究家庭环境对青少年心理健康的影响。而家庭的名单是按每个家庭总收入的多少由高到低顺序排列，抽样间距为 40，如果选出的起点号码为抽样间距中靠前的号码，比如 2；另一种情况是抽到的起点号码为抽样间距中靠后的号码，比如 39。那么比较两种样本中算出的家庭平均收入，有很大的差距，即第一个样本的家庭收入高于第二个样本。因此，当研究单位在总体中分布比较均匀时，系统抽样才比较合适。

3. 分层抽样（stratified sampling）　是指先按照某种特征将总体分为若干相互之间差异较大的组别、类型、区域等，称之为层（strata），然后再从每一层内随机抽取一定数量的研究单位，合起来组成样本。

分层抽样可以使各层内具有较好的均质性，然后在均质的各层内以随机方式抽出恰当的研究单位。它是从分布不均匀的研究人群中抽取有代表性样本的常用方法。各层内的研究单位其观察值变异越小，各层间变异越大，分层效果越好，抽样误差也越小。因此，分层抽样时要注意选择分层用的特征指标与分层标志，应能使各层内的差异较小，层间差异较大。

分层抽样可分为两种：①等比例分层随机抽样，这种抽样方法是各层内抽样比例相同，如研究某医院护士的心理应激水平，按学历分层，从本科、大专、中专学历的护士中均抽出 10% 的研究对象。②最优分配分层随机抽样，是按特定要求或针对各层的特点，在不同层抽取样本的比例不同，除了考虑各层的观察单位数外，还考虑各层的标准差大小，使抽样误差进一步减少。抽取的比例应参照人口的构成比进行，即构成比大的则应多抽；反之，构成比小者则少抽。如研究某医院护士的心理应激水平，该医院本科学历的护士占 10%，大专学历的护士占 50%，中专学历的护士占 40%，假如想抽取一个 100 人的样本，则可以按学历分"层"，从本科、大专、中专学历的护士中分别随机抽取 10 人、50 人、40 人，合起来组成所需的样本。

分层抽样具有如下优点：

（1）抽样误差较少：分层后增加了层内的同质性，使观察值的变异度减少，各层的抽样误差减少。在样本含量相同时，分层抽样的抽样误差小于单纯随机抽样、系统随机抽样和整群抽样。

（2）抽样方法灵活：在分层抽样过程中，可对不同层采用不同的抽样方法，如调查某市区医务人员工作的满意度，可将医务人员分为大型医院与社区医院两层，大型医院可以采用按照工资号进行系统抽样，社区医院可以采用整群抽样的方法。

（3）信息丰富：除了能估计总体的参数值外，还可以对各层做独立分析及层间比较分析。

分层抽样的缺点是所获结论仅适用于分层条件相同的其他对象，因此有局限性。另外，由于抽样方法的需要，抽样前要有完整的研究人群的资料，所以也增加了工作的难度。

4.**整群抽样(cluster sampling)**　是指将总体中所有的研究单位按某种属性分成若干个群体，再从这些群体中随机抽取其中一部分群体，其内的全部研究单位构成样本。即整群抽样不是从总体中逐个随机抽取个体，也不是从每个层随机抽取个体，而是以由个体组成的群体为单位进行抽样。例如，调查某市综合医院护士的工作压力，调查的总体是该市的所有综合医院护士，可以将该市的每所综合医院都看成一个群体，对所有的综合医院进行编号，再随机地从中抽出若干个医院，然后对被抽出医院中的所有护士进行调查。

整群抽样方法的优缺点：整群抽样方法便于组织，可节省人力、物力，比较适用于大规模的调查。但当群体间差异较大时会增大抽样误差，所以在分群时应尽量使群体间差异较小，使抽取的群体数相对多，可减少整群抽样带来的误差。如果确定所抽取的样本量是一定的，可以采用增加抽样的群体数而相应地减少每个群内的研究单位数的方法减少误差。通常样本量大小是单纯随机抽样的1.5倍。

上述4种抽样方法都是单阶段抽样，其中的单纯随机抽样是最基本的方法，也是其他抽样方法的基础。当样本例数一定时，上述4种抽样方法的抽样误差大小排列为：分层抽样<系统抽样<单纯随机抽样<整群抽样。在实际调查研究中，选用哪种抽样方法要根据观察单位在调查总体中的分布特征而定，常常将两种或几种抽样方法结合起来使用。

5.多阶段抽样(multistage sampling)　又称多级抽样。该方法先从总体中抽取范围较大的单元，称为一级抽样单元(例如县、市)，再从抽中的一级单元中抽取范围较小的二级单元(如区、街)，这就是二级抽样。若再继续抽出范围更小的单元(如村、居委会)，这就是三级抽样。还可以推而广之，可做更多阶段的抽样。多阶段抽样是在大型调查时常用的抽样方法，常与上述各种基本抽样方法结合使用。该方法实施起来节省人力和物力，在相同样本含量时，多级抽样的观察单位在总体中的分布较均匀，其统计学的精确度高于整群抽样。

二、非概率抽样方法

非概率抽样(non-probability sampling)　是指抽样未采用随机抽样的方法，总体中的每一个研究单位被抽取进入样本的概率是不相等的。研究者可以根据主观经验或其他条件来抽取样本，其样本的代表性往往较小，易产生误差，而且这种误差又无法估计，不能用统计推断的结果来推论总体，很难保证研究质量和所得结果的真实性。所以，在大规模的正式研究中，一般很少用非概率抽样。但是在许多领域的研究中仍是较实用的获得研究样本的方法，如社会学、护理学等仍较多地应用非概率抽样。

非概率抽样主要有4种方法，方便抽样、配额抽样、立意抽样和滚雪球抽样。

1.方便抽样(convenient sampling)　也称偶遇抽样(accidental sampling)，是指研究者根据现实情况，以自己方便的形式抽取偶然遇到的人或者选择那些离得最近、最容易找到的人作为调查对象。如教师要调查学生的考试压力情况，直接抽取本校的学生进行调查；其他类似的还有在街头路口拦住过往行人进行调查。

方便抽样是非概率抽样中最简单的方法，其优点是方便、易行、省时省钱。其缺点是抽到的样本不一定能代表总体，会造成较大的偏差。因其准确性和代表性差，一般应尽量避免使用。如果只能采用这种方法，在分析结果时应特别慎重。

2.配额抽样(quota sampling)　也称定额抽样，是指先将总体按某种标准分成不同的类别，然后利用总体内各层的构成比抽取与总体相似的样本。进行配额抽样时，研究者要尽可能的依据那些有可能影响研究变量的因素对总体分层，并找出具有各种不同特征的成员在总体中所占的比例，然后依据此比例去选择研究对象。如研究者想调查护生对护士角

笔记

色的看法，准备抽取 40 人的样本。某护理学院的学生共 200 人，一、二、三、四年级分别占 20%、25%、30%、25%。进行配额抽样时，按照各年级学生占学院学生总数的比例，分别从一、二、三、四年级分别抽取 8 人、10 人、12 人、10 人，至于选到哪位学生进入研究样本，则不是随机的。

配额抽样与分层概率抽样十分相似，但两者具有本质上的区别。两者虽然都依据某些特征对总体进行分层，但两者的目的不同，抽样方法也不同。分层概率抽样的各层样本是随机抽取的，而配额抽样的各层样本是非随机的。

配额抽样是在方便抽样的基础上增加了分层配额的抽样策略，是经常使用的非概率抽样。

3. 立意抽样（purposive sampling）　也称为目的抽样，是指研究者依据自己的专业知识和经验以及对调查总体的了解，有意识地选择某些被判断为最能代表总体的研究对象作为样本的抽样方法。如调查冠心病病人接受冠状动脉搭桥术的情况，可以从开展该项手术的医院中选择调查对象。

立意抽样的主要优点在于可以充分发挥研究人员的主观能动性，特别是研究者经验比较丰富、对研究总体比较了解、研究者的分析判断能力较强、研究方法与技术十分熟练时，采用这种方法往往十分方便。在实际研究中，此抽样方法多用于总体规模小但其内部各研究对象间差异大的情况，以及所涉及范围较窄或时间、人力、物力等条件有限而难以进行大规模抽样的情况。该方法虽然没有采取随机抽样，但是仍然有很强的实用性。如用于检验某种新的技术措施，在探索性、前瞻性的研究中比较常用。其缺点是没有客观的指标来判断所抽得的样本是否真的具有代表性。

4. 滚雪球抽样（snowball sampling）　是指当研究者无法了解总体的情况时，利用社会群体内部间联系较密切的优势和朋友间具有共性的特点进行抽样。具体方法是：先从能找到的少数个体入手，对他们进行调查，并请他们介绍其他认识的符合条件的人，再去找那些人进行调查。如同滚雪球一样，可以找到越来越多具有相同性质的群体成员，直到达到所需的样本含量。该抽样方法在寻找某些特殊总体中的个体时非常有用，如酗酒者、药物滥用者、同性性取向人员等，因为这些个体一般不愿意让人们了解他们，很难找到。

在以上几种非概率抽样方法中，最容易造成抽样误差的是方便抽样，相对而言，配额抽样和立意抽样的效果往往会优于方便抽样。

第三节　样本含量的估计

样本含量（sample size）是研究者在保证研究结论的可靠性的前提下，确定的该研究中所需要的最低研究单位的数量。在一项具体的研究中，除要考虑抽样方法外，还要考虑究竟应该用多大的样本含量。因为样本含量过少，所得指标就不稳定，推断总体的精确度就差，检验效能低，结论缺乏充分依据；而样本含量过多，不仅增加调查成本，还会增加临床研究的难度，往往难以严格控制条件。

样本含量的确定要根据总体的性质、特征和研究者所欲承担的误差风险，同时保证科研结论具有一定的可靠性。一般来讲，如果研究单位之间的变异较大，则样本要大些；如研究单位之间均衡性较好，则样本可以小些。如果研究者希望达到的精确度和可信度高，样本量应大些。当预计所调查疾病的患病率低时，样本量要大，反之，样本量可小些。

一、样本含量估计方法

（一）与样本量相关的一些参数

抽样方法不同，估计样本含量的方法各异。样本含量的大小与一些参数有关。因此在估计样本含量之前,必须确定这些参数。

1. **检验水准(α值)** 即本次研究允许的第一类错误概率,也称假阳性率,是统计学上的显著性水平。通常α值定为0.05,按此进行的研究所确认的某病与病因之间的相关关系可能有错的概率仅5%。α值越小,即假阳性率越低,所需样本越大,另外还应明确是单侧(α)或双侧(α/2)检验。一般认为双侧检验较为稳妥。

2. **检验效能(power of test)** 也称把握度(power),即在特定的 α 水准下,若总体间确实存在差别,该项研究能发现此差异的概率。换句话说,就是能够发现疾病与病因之间确实存在关系的概率,也即能发现这种关系的把握。检验效能用 $1-\beta$ 表示其大小。β 表示第二类错误的概率,即不能否定无效假设的概率,也称假阴性率。检验效能通常要求达到80%或90%。样本含量越大,检验效能越高;样本含量越小,检验效能越低。

3. **总体标准差或总体率的估计值** 它们分别反映计量资料和计数资料的变异程度。在其他条件相同的情况下,总体标准差值越大,即总体中各观察单位计量值的变异程度越大,所需样本含量越大;反之,所需样本含量越小。如果没有前人经验或文献报道作为依据,可通过预实验取得样本的标准差或样本率分别作为总体标准差或总体率的估计值。

4. **容许误差** 是指预计样本统计量和相应总体参数之差值,即有研究意义或临床实际意义的最小差值。在其他条件确定的情况下,容许的误差越小,样本含量越大,反之,容许的误差越大,样本含量越小。一般情况下,容许误差为10%。

样本大小的估计主要取决于上述因素,根据适当的公式或查表可获得样本大小的估计。

 知识拓展

误差

误差(error)是指收集的原始数据及其统计指标与真实情况之间的差别。误差的原因常见于2种基本类型,即偏倚和随机误差。

1. **偏倚(bias)** 亦称系统误差(systematic error),它不是由随机抽样所引起的,而是由某些不能准确定量的但较为恒定的因素所致。它可使调查结果偏离总体的真值。偏倚可来自几个方面:①受试者,即抽样不均匀、分配不随机或观察单位本身变化所致;②观察者,如在调查中调查员倾向性暗示或在检验操作中由于个人技术偏差所致;③仪器,因仪器未校正、发生故障或使用不当所致;④外环境的非试验因素,如气候、地理等。偏倚可发生在研究的各个环节,包括研究设计、实施、资料分析、推论等,是可以通过正确的实验设计、严格的技术措施尽可能控制、减小甚至消除。

2. **随机误差(random error)** 又称偶然误差或抽样误差,是由抽样而产生的偏差。虽然使用了随机抽样的方法,但抽样产生的样本指标与总体指标仍存在差异。抽样误差越大,表明样本对总体的代表性越小,结果越不可靠。抽样误差在护理研究中最主要的来源是由于观察单位间存在个体差异,即使实验设计再好,也是无法避免随机误差的,但却是可以控制的。样本的大小、抽样方法可以对抽样误差产生重要影响。

(二)确定样本含量的方法

护理研究中,通常可以通过经验法、计算法、查表法等方法确定样本含量。

1. **经验法** 指根据前人无数次科研实践经验所积累的一些常数作为大致的标准。例如,在干预性研究中,一般认为采用计量指标的资料如果设计均衡,误差控制得较好,样本量可以小些,有30~40例即可;采用计数指标的资料则样本要大些,即使误差控制严格,设计均衡,也需50~100例。一般可参考如下标准:采用计量指标时每组病人不得少于10例;采用计数指标时每组病人不得少于20~30例。在调查性研究方面,一般认为确定正常值范围的研究项目至少需要 100 人以上；肿瘤死亡率调查不能少于 10 万人口；估计人口年龄、性别构成的抽样应为总人口数的 1/10。另外描述性研究一般样本量应为总体的 10%～20%，而实验性研究样本量则可以少一些。

2. 查表法 利用根据数理统计专门编制成的样本量查询表确定样本含量。研究者根据研究目的与临床实际情况需要提前确定参数，如检验水准、检验效能、容许误差以及总体标准差或总体率。在预试验中所获得的某些初步数据，常可为样本含量估计提供有用的参考资料。

3. 计算法 通过一定的数学公式估算出所需样本含量。研究资料的性质不同、研究的科研设计不同、抽样方法不同，估计样本量的计算公式也不相同。在此仅以简单随机抽样为例，介绍简易的估计样本量的计算方法。

（1）计量资料可用下式计算样本量：

$$n = \frac{t_\alpha^2 s^2}{d^2}$$

上式中 n 为样本大小，s 为总体标准差的估计值，d 为容许误差，t 是统计学上的 t 值，应通过查 t 界值表得到，当 $\alpha = 0.05$ 时，$t = 1.96 \approx 2$。

【例 5-1】 某社区卫生服务中心拟调查该社区 5 岁儿童身高是否偏低，若用抽样调查，样本含量至少应用多少人？

据文献，5 岁儿童身高值的标准差约为 2cm，若规定容许误差为 0.2cm，$\alpha = 0.05$，代入公式得

$$n = \frac{t_\alpha^2 s^2}{d^2} = 4 \times 2^2 / 0.2^2 = 400$$

故本次需调查 400 名 5 岁儿童的身高。

（2）计数资料可用下式计算样本含量：

$$n = \frac{t_\alpha^2 PQ}{d^2}$$

上式中 n 为样本含量；P 为总体率的估计值，例如，某种疾病的患病率：$Q = 1 - P$；d 为容许误差：当 $\alpha = 0.05$ 时，$t = 1.96 \approx 2$。

【例 5-2】 某医院研究青少年龋齿发病情况，需抽样估计该地区青少年龋齿发病率，期望误差在平均患龋率 30% 的 1/6 范围内，$\alpha = 0.05$，问需要调查多少对象？

本例 $\alpha = 0.05$，$t = 1.96 \approx 2$，$d = 0.30/6 = 0.05$，$P = 0.30$，代入公式得

$$n = \frac{t_\alpha^2 PQ}{d^2} = \frac{2^2 \times 0.30 \times (1 - 0.30)}{0.05^2} = 336$$

因此，本次调查样本含量可确定为 336 例。

二、样本含量估计的注意事项

1. 选择恰当的样本含量的估计方法 因为研究目的、研究设计、研究资料及抽样方法不同，样本估计方法各异，故应按照相关使用标准的说明，选用正确的估计样本含量的方法。如样本均数与总体比较（或配对比较）、两样本均数比较、两样本率比较等，均有各自相应的样本估算公式。

2. 多种样本含量估计方法相结合 如确定临床参考值时，要求 n 应大于 100 例；若采用计算方法进行估计时，可多作几种估计方案，以便选择。

3. 要求每组间样本例数相等 不同组间的例数，应可能采用例数相等的设计，尤其是

多组设计时，一般都要求各组间的样本含量相等，只有在某些特殊情况下才考虑各组的样本含量不等。

4. 必须考虑样本的丢失情况 由于估计的样本含量是最少需要量，在抽样过程中，可能遇到受试者中有不合作者、中途失访、意外死亡等，都会减少有效观察对象，故进行实验时尚需增加 10%～15%，而有的重复调查的失访率更高。如初估样本含量为 n，试验组不依从率为 Q_1，对照组沾染率为 Q_2，则校正后样本含量 $n_a = n/(1-Q_1-Q_2)$。研究者应根据实践经验以及借鉴其他研究者的研究经验对失访的数量进行预先估计。

5. 与统计方法相结合 样本含量的估计要与以后将要使用的统计方法的条件相结合。如研究结果是多个指标，而研究者不进行多因素统计分析时，应对每个指标所需的样本含量进行估计，然后取最大例数为最终的样本量。

6. 采用提高试验效果的方法 ①选择的总体单一，减少个体变异，如比较吸烟与不吸烟的肺功能时，采取同年龄、同性别比较等；②选择客观指标，如数值变量、计量指标、多变量综合指标等；③选择较优设计方案，严格控制试验条件。如配对设计、交叉设计、随机区组设计等。

（崔仁善）

思考与练习

一、选择题

1. 总体通常限于特定的空间、时间、人群范围之内，则这个总体称为
   A. 无限总体　　　B. 有限总体　　　C. 目标总体
   D. 可得总体　　　E. 以上都不是

2. 研究运动干预对社区中老年原发性高血压病人降压效果的影响，在制定纳入标准时不需要考虑的是
   A. 年龄　　　B. 性别　　　C. 诊断
   D. 其他疾病　　　E. 用药情况

3. 下列属于概率抽样的抽样方法是
   A. 立意抽样　　　B. 配额抽样　　　C. 方便抽样
   D. 滚雪球抽样　　　E. 系统抽样

4. 为调查某单位员工健康意识情况，要抽取 200 名员工，现根据员工工号，每间隔 20 抽取一个工号，最后与 200 位工号对应的员工组成样本，该抽样方法是
   A. 单纯随机化抽样　　　　　B. 配额抽样
   C. 分层抽样　　　　　　　　D. 系统抽样
   E. 整群抽样

5. 关于检验水准（α），说法正确的是
   A. α 值越小所需样本量越大　　　B. $\alpha = 1-\beta$
   C. α 值代表假阴性率　　　　　　D. α 值越大所需样本量越大
   E. 是第二类错误概率

6. 关于检验效能，说法错误的是
   A. 检验效能用 $1-\beta$ 表示其大小　　　B. 检验效能又称把握度
   C. 一般认为检验效能至少取 0.80　　　D. 样本含量越大，检验效能越低
   E. 样本含量越小，检验效能越低

7. 下列属于非概率抽样的抽样方法是

    A. 分层抽样　　　　B. 系统抽样　　　　C. 整群抽样

    D. 配额抽样　　　　E. 单纯随机抽样

8. 某护理学院有 800 名护生,为调查该医院护生的心理状况,抽取所有工作编号尾数为 5 的护生进行调查,该抽样方法是

    A. 单纯随机抽样　　B. 系统抽样　　　　C. 整群抽样

    D. 方便抽样　　　　E. 目的抽样

9. 研究某医院护士的心理应激水平,该医院本科学历的护士占 10%,大专学历的护士占 50%,中专学历的护士占 40%,假如想抽一个 100 人的样本,那么就从本科、大专、中专学历的护士中随机抽取 10 人、50 人、40 人,合起来组成所需的样本。该抽样方法是

    A. 单纯随机抽样　　B. 系统抽样　　　　C. 整群抽样

    D. 方便抽样　　　　E. 分层抽样

10. 配额抽样与分层抽样的主要区别在于

    A. 分层标志不同　　　　　　　　B. 层间差异大小不同

    C. 分层特征指标不同　　　　　　D. 分层后抽样随机程度不同

    E. 分层比列不同

11. 概率抽样方法按抽样误差大小排列为

    A. 分层抽样<系统抽样<整群抽样<单纯随机抽样

    B. 系统抽样<分层抽样<整群抽样<单纯随机抽样

    C. 分层抽样<系统抽样<单纯随机抽样<整群抽样

    D. 单纯随机抽样<分层抽样<系统抽样<整群抽样

    E. 单纯随机抽样<系统抽样<分层抽样<整群抽样

12. 关于样本含量估计的注意事项,错误的是

    A. 采用提高试验效果的一般方法　　B. 多种样本含量估计方法相结合

    C. 与统计方法结合　　　　　　　　D. 考虑样本的丢失情况

    E. 要求各组间的样本含量不相等

13. 关于分层抽样方法的优点,不正确的是

    A. 抽样误差较少　　B. 抽样方法灵活　　C. 信息丰富

    D. 工作难度小　　　E. 增加层内的同质性

14. 关于样本含量的确定,说法不正确的是

    A. 根据总体的性质

    B. 根据误差风险

    C. 研究单位之间变异较大,则样本量小些

    D. 希望达到的精确度高,样本量应大些

    E. 疾病患病率低时样本量要大

15. 不适合滚雪球抽样的群体是

    A. 酗酒者　　　　　B. 药物滥用者　　　C. 同性性取向者

    D. 艾滋病病人　　　E. 冠状动脉搭桥术病人

16. 研究艾滋病病人自杀意念的心理、社会影响因素,该研究最合适的样本抽样方法是

    A. 立意抽样　　　　B. 配额抽样　　　　C. 方便抽样

    D. 滚雪球抽样　　　E. 系统抽样

17. 研究盆底肌肉运动干预对社区中老年妇女压力性尿失禁治疗效果,在制定纳入标准时可以不考虑的是

A. 年龄   B. 病情   C. 诊断

D. 职业   E. 用药情况

18. 为了保证样本的代表性,必须满足的原则是

A. 要有明确的抽样标准   B. 要有明确的诊断标准

C. 足够的样本量   D. 减少干扰因素

E. 保证总体的同质性

19. 关于单纯随机抽样方法的优点,正确的是

A. 适合样本量很大的研究   B. 抽样误差小

C. 对总体的估计较准确   D. 抽样方法灵活

E. 简便、易行

二、思考题

某医院共有护士600名,为研究护士的职业倦怠水平,采用分层抽样方法抽取200名护士进行调查。

请问:

1. 该抽样方法的优点及缺点?

2. 该抽样方法与配额抽样方法的本质性区别是什么?

3. 可以选择的分层特征指标有哪些?

笔记

第六章 资料的收集

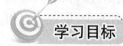

学习目标

1. 掌握问卷调查法的概念和问卷的发放形式；信度和效度的概念。
2. 熟悉问卷的编制步骤；研究工具信度和效度的测评方法。
3. 了解结构式观察法的观察步骤；国外量表翻译和应用的基本过程。
4. 能选择合适的资料收集方法；能对信度和效度的高低做出判断。
5. 具有各种资料收集方法的应用意识。

资料的收集是研究工作中非常重要的一个环节。研究者要熟悉各种资料收集方法的优势和局限，根据自己的研究目的灵活选取适合的方法。本章内容主要分为两个部分，第一部分阐述护理研究中常用的资料收集方法，包括问卷法、访谈法、观察法、生物医学测量法；第二部分介绍研究工具性能的测定。

第一节 调 查 法

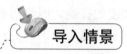

某研究欲探讨母乳喂养对产妇营养状况的影响，研究人员首先对符合研究条件的妊娠中晚期孕妇的母乳喂养意愿进行了调查，并将选择母乳喂养的 65 个孕妇，在体重、身高、孕前营养状况等相当的情况下，与 65 个选择人工喂养的孕妇进行了配对。每个研究对象在产后两周，自行填写问卷对其 24 小时内的饮食内容进行回顾，研究人员根据问卷法收集到的资料，计算出每个研究对象 24 小时内摄入的总热量；同时使用等级评定量表评定其摄入的食物质量。通过比较母乳喂养组和人工喂养组的上述两项指标，发现两组之间没有差异。因而得出结论：母乳喂养不会影响产妇的营养状况。

请思考：

1. 该研究选择问卷法进行资料的收集是否恰当？
2. 在该研究中，使用其他类型的资料收集方法是否可以得出更为准确、更有价值的资料？

调查法是护理研究中较常用的资料收集方法，包括问卷调查法和访谈调查法。

一、问卷调查法

问卷调查法也称问卷法，是研究者运用事先设计好的问卷，通过让研究对象进行书面填答的方式直接从研究对象处获取研究资料的方法。问卷法是调查研究中最多选用的方法。

（一）问卷的发放形式

根据发放问卷的不同形式，可将问卷法分为现场问卷法、邮寄问卷法、电话访谈法、网络问卷法4种。

1. **现场问卷法**（on-spot questionnaire）　研究者现场向研究对象说明研究目的和问卷填写要求，然后请研究对象自行填写问卷，填写完成后当场收回。现场问卷法又根据人数的多少分为个别问卷法和小组问卷法，前者是一对一的收集资料；后者则是把部分研究对象组织起来集中进行问卷的发放和回收，在回收问卷的时候，还可以采用投入问卷回收箱的方法，以消除研究对象的某些心理顾虑。现场问卷法的效率高、花费时间少、回收率也相对高，但收集到的资料的深度有限。

2. **邮寄问卷法**（mailed questionnaire）　通过邮寄的方式发放和回收问卷。标准的邮寄问卷应由首页、问卷正文、信封（写明回寄地址并贴足邮票）三部分组成。邮寄问卷法调查范围广，但回收率低，常需重复邮寄。

3. **电话访谈法**（telephone questionnaire）　通过电话访谈的方式完成问卷调查。研究者在电话中向研究对象说明研究目的后，按照问卷内容询问研究对象，并给出可选答案让研究对象从中做出选择，研究者代为填写。该法与邮寄问卷法相比，应答率和准确率较高，但花费较大；与现场问卷法相比，突破了地域的限制，调查范围更广；但要注意访谈时间不宜过长。

4. **网络问卷法**（online survey）　网络问卷法是在网上发布问卷，研究对象通过网络填写问卷，完成调查。网络问卷法一般有两种形式，一种是将问卷放在网站上，由访问者自愿填写，使用该种形式时为确保达到一定的问卷数量，研究者还必须进行适当的宣传，以吸引大量的网站访问者；另一种是用 E-mail 将问卷发送给研究对象，研究对象完成问卷后再将结果通过 E-mail 返回给研究者。这种形式与网站问卷调查法相比，可以主动地选择研究对象，与传统的邮寄问卷法相似，优点是邮件传送的时效性得到了大幅度的提高。网络问卷法相对于其他问卷发放形式，具有省时省力的优点，但是使用该法时要注意可及的研究对象对于目标总体的代表性。

（二）问卷的编制步骤

使用问卷法收集资料时，可以根据研究目的进行文献检索，寻找是否有现存的合适的研究工具，如公认的、已经在研究人群中广泛使用、具有良好信效度的量表或问卷。如果没有现成问卷或不适合，则要根据问卷编制的原则，编制新的问卷。

1. **确定研究概念**　首先要根据研究目的，确定要测量的概念是什么，在查阅相关文献并结合专业知识及理论框架的基础上，明确测量概念的操作性定义及测量模块。例如，某研究欲调查住院老年人的跌倒现状及其原因，根据研究目的，在文献回顾的基础上，研究者首先对跌倒这一概念进行了明确的操作性定义：是指不能控制地、非故意地摔倒在地上或更低的平面上，遭到猛烈的打击、意识丧失、突然瘫痪或癫痫发作等原因所致的跌倒除外。然后，研究者通过文献回顾结合专业知识将跌倒原因这一研究概念划分为生理因素、疾病因素、环境因素、药物因素、心理因素等几个模块。

2. **编制具体条目**　根据文献回顾确定了研究概念和模块之后，接下来就是如何编制具体的条目，以达到对每个模块进行测评的目的，即运用多个具体的小问题来测量研究概念下的某一个大的方面。条目的来源，一方面可以通过文献回顾，借鉴已有问卷中测量相关概念的成熟条目；另一方面，可以结合研究者的专业知识、实践经验、相关理论，并在参考专家意见、访谈研究人群的基础上自行发展设计形成。另外，在编制具体条目时，还要根据研究目的，选择不同的问题类型，如开放式还是封闭式问题，备选答案是两分制，还是等级式,内容详见"问卷问题的类型"。

3．对条目进行排序　排序原则:①问卷应从一般性的、表浅层次的问题开始,例如性别、年龄、学历、入院时间等;②第二层进入实质性问题,即对研究概念的测量,如跌倒情况、跌倒原因等;③同一模块的问题应集中在一起;④敏感性问题一般放在问卷的最后;⑤开放性问题应放在问卷的最后,并在卷面留出足够的空间供研究对象书写;⑥对某些排列时有跳跃的问题,应明确标明如何填写。

【例6-1】

(1) 您吸烟吗?

　　①是 ——→ (2)您是什么时候开始吸的?

　　　　　　　　　①20岁以下　②20～　③30～　④40岁以上

　　②否

(3) 您的家人或同事吸烟吗?

　　①是　　　　　②否

4．润饰文字　对问卷中文字的总体要求是简洁、易读、易懂,尽量避免使用专业术语。

5．编写指导语　每份问卷前应有简短的指导语,说明调查者身份、调查目的和意义、保密性承诺等。

【例6-2】指导语举例:

尊敬的老年朋友:

您好!我叫×××,是×××单位××级研究生,现正在进行一项"社区脑卒中患者功能锻炼依从性及其影响因素"的研究。本研究的结果将对医护人员实施有效的干预、改善社区脑卒中患者功能锻炼依从性、促进肢体恢复、预防疾病再复发起到积极的作用。本次调查主要了解您在功能锻炼方面的一些情况,填写问卷大概需要花费您20分钟的时间,本研究不会对您及您的家人带来任何伤害,整个调查过程不记名,您所填写的资料我会为您严格保密,请您放心。

真诚希望您能同意参加本次研究。如有不便,您有权拒绝参加,或在参加后的任何时间选择退出,这将不会对您产生任何影响。

如果您同意参加,我们将十分感激,请您在下面签署知情同意书。谢谢!

研究者:×××

联系电话:×××

6．编写填表说明　填表说明主要是为了指导调查对象如何填写问卷。有些问卷将此项内容写在指导语中。

【例6-3】填表说明举例:

请您阅读问卷中的每一道题目,并根据自身的实际感受作答。凡是符合您情况的就在"是"上打"√";凡是不符合您情况的就在"否"上打"√"。每个问题必须回答,答案无所谓对与不对,好与不好。请尽快回答,不要在每个问题上有太多思索。回答时不要考虑"应该怎样",只回答您平时"是怎样"就可以了。

7．评定专家效度　问卷初稿形成后,要请相关领域的专家对其内容效度进行评定,找出不相关或不清楚的条目,进行修订和删减。

8．问卷预试验　问卷在运用于正式调查之前,需要先选取小部分研究对象进行预调查,通过预调查的反馈,发现问卷中存在的问题和缺陷,并进行相应的修改。若是进行信效度的测量,一般每个条目需选择10名研究对象进行测试。

(三)问卷的问题类型

1．开放式问题(open-ended question)　类似于日常考试中的论述题,要求研究对象在一定范围内自由作答，如"请说出您对安乐死的看法"。开放式问题适合于比较合作、善于表达的研究对象，其主要优势在于能够提供给研究对象较大的灵活性，获取较深入、较全面的信息，在质性研究中常用。然而，在整理分析研究对象的回答时，该优势往往又变成了劣势，为了能够对研究对象多样性的回答进行总结，研究人员往往要对研究对象的反应进行大量的编码，通常带来大量繁重的分析、编码和统计工作。

2. **封闭式问题（close-ended question）** 封闭式问题则要求研究对象在备选项中进行选择，如某项关于社区卫生服务质量的调查表中有这样一个问题："您觉得您所在社区的卫生服务质量如何？"选项有"很好、好、无所谓好坏、不太好、很糟糕"。封闭式问题的作答较为迅速和容易，也不需要繁重复杂的计分工作。然而，封闭式问题的主要缺点在于降低了研究对象的自主性。此外，当问题所提供的备选项中没有一项符合研究对象的情况时，研究对象因为没有其他选择，只能退而求其次，勉强从备选项中选择一项，由此可以导致问题无法反映研究对象的真实情况，造成资料的偏差。

封闭式问题根据答案设置的不同，又可分为两分制、单选题式、多选题式、排序式、等级式。

（1）两分制问题（dichotomous question）：又称是非题型问题，答案以"是"、"否"的方式来表示。适合收集事实性信息，也适合收集小儿的资料。

【例6-4】　您吸烟吗？　　①是　　②否

（2）单选题式问题（single choice question）：该类问题只有单一的答案。

【例6-5】　您目前的职称是：

①护士　　②护师　　③主管护师　　④副主任护师　　⑤主任护师

（3）多选题式问题（multiple choice question）：该类问题一般提供3～8个答案，适合收集态度和意见方面的资料。备选项要包含所有可能的答案，在不能确定是否完全覆盖所有可能的答案时，应增设"其他（请写明）"一栏。

【例6-6】　您是通过何种途径获得关于脑卒中防治的相关信息的？

①医生　　②护士　　③病友　　④家人或朋友　　⑤报纸
⑥电视　　⑦网络　　⑧有关书籍　　⑨社区宣传栏
⑩其他（请写明）：_____

（4）排序式问题（rank-order question）：要求研究对象对所列选项按某种程度进行排序，常见有重要程度、偏向程度、难易程度等。排序时可以是对所有选项排序，也可以是排出前面几个，如3个、5个。

【例6-7】　您认为目前国内临床护理人员在实施循证护理实践方面的障碍因素有哪些？请按障碍程度从大到小排列以下选项：

（　）缺乏时间和精力

（　）缺乏循证护理相关知识

（　）缺乏挑战常规的评判性思维

（　）缺乏领导支持

（　）缺乏高质量的证据

（5）等级评定式问题（rating question）：要求研究对象在一个有序排列的等级上进行选择，可以用数字、文字、线段等表现。数字评分如下：

【例6-8】　过去24小时内您最严重的疼痛可以用哪个数字表示，"0"表示无痛，"10"表示剧痛，请您在相应的数字上打"√"。

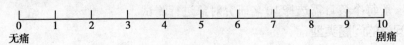

也可以通过文字描述的方式,要求研究对象做出对事物或现象的赞成、同意和发生频度等方面的双向评定。如:

【例6-9】　您对安乐死的态度是:
①完全赞同　　②赞同　　　③中立　　　④不赞同　　　⑤完全不赞同

【例6-10】　您对住院期间护理服务的满意程度为:
①非常不满意　②不满意　　③一般　　　④满意　　　　⑤非常满意

【例6-11】　我感到心烦意乱:
①从不　　　　②偶尔　　　③有时　　　④经常　　　　⑤一直

(四) 编制问卷条目的注意事项

在编制问卷条目时,对问卷中所使用的语言要注意以下几个方面:

1. 用词应通俗易懂,简洁明了,适用于文化程度最低的研究对象,避免使用专业术语,如"造瘘口是否有渗血"就过于专业,可以改为"伤口是否有出血"。

2. 避免诱导性和暗示性的提问,如:"多数人都不赞成安乐死,请问您怎么看?"为了避免诱导性提问可能带来的偏差,在提问中要么罗列所有的观点,要么一个也不提及。例如,可以这样提问:"有些人赞成安乐死,有些人反对安乐死,还有些人对此不置可否,请问您怎么看?"或者直接问:"请问您怎么看待安乐死?"。

3. 避免双重提问,指在一个条目中询问两个问题,但只允许一个答案。如:"你最近是否感觉头痛、恶心?"如果调查对象最近既没有头痛也没有恶心,那么他会回答"否",但如果调查对象最近只出现了其中的一项症状,那么他可能被迫只能回答"是",这样就会引起偏差。解决的办法非常简单,只需将其拆分成两个问题分别提问。

4. 敏感性问题采用第三人称的说法更能让人接受,如"化疗后的脱发是否让您在外出的时候感到很尴尬?"可以改为"化疗后的脱发是否让人在外出的时候感到很尴尬?"。

附:量表的类型

量表(scale)是由一组封闭式问题组成的,以评分的方式测量人们主观态度和行为的工具。量表是一种既简单又容易操作的工具,比单个指标或单个项目能获得更多、更真实、更精确的信息。

1. 评定量表(rating scale)　由一组相同主题的等级评定式问题组成,用来测量人们的行为、态度等。

【例6-12】　社会支持评定量表(摘选)

(1) 您有多少关系密切,可以得到支持和帮助的朋友?(只选一项)
①1个也没有　　②1~2个　　③3~5个　　④6个或6个以上

(2) 近1年来您:(只选一项)
①远离家人,且独居一室
②住处经常变动,多数时间和陌生人住在一起
③和同学、同事或朋友住在一起
④和家人住在一起

(3) 您与邻居:(只选一项)
①相互之间从不关心,只是点头之交
②遇到困难可能稍微关心
③有些邻居很关心您
④大多数邻居都很关心您

2. Likert 量表(Likert rating scale)　是由一组句子组成,测量人们对某一主题的态度、看法或某些行为的发生频率,是最常用的评定量表。Likert 量表一般由10~20个条目组

成,条目的选项可以有4个、5个、7个。

【例6-13】 抑郁自评量表(表6-1)。

表6-1 抑郁自评量表(SDS)(摘选)

	1	2	3	4	计分
	没有或 很少时间	少部分 时间	相当多 时间	绝大部分时间 或全部时间	
我觉得闷闷不乐、情绪低沉				√	4
*我觉得一天之中早晨最好	√				4
我一阵阵哭出来或觉得想哭			√		3
我晚上睡眠不好		√			2
*我吃得跟平常一样多			√		2

注:*为反向计分项目,在实际测量时,"√"并不会印在量表上,表上呈现的"√"仅仅为了说明Likert量表的计分方法

计分说明:SDS按症状出现频度评定,分4个等级,若为正向评分题,依次评为粗分1、2、3、4;反向评分题,则评为4、3、2、1。分数越高,抑郁程度越重。

3. 语义差异量表(semantic differential scale) 又称语义分化量表,和Likert量表一样,是一种常用的态度测量技术。量表针对某个特定的概念(如护理服务质量、课程设置等)设计出一系列形容词和它们的反义词,在每一个形容词和反义词之间设有7~11个区间,然后请被测者根据对概念的感受、理解,在量表上选择相应的位置,从而反映出被测者对某个观念、事物或人的感觉。

开业护士

重要的	7*	6	5	4	3	2	1	不重要的
无价值的	1	2	3	4	5	6	7	有价值的
令人愉快的								不愉快的
不负责任的								负责任的
成功的								不成功的

注:*在实际测量时,分值并不会印在量表上,表上呈现的分值仅仅为了说明语义差异量表的计分方法,和Likert量表一样,有正向计分和反向计分,通常是按从低到高或从否定到肯定的方向赋值1~7,分数越高,表示态度或理解就越积极

4. 视觉模拟量表(visual analogue scale, VAS) 用于疼痛的评估。不同于Likert量表的分类式选项,视觉模拟量表描述的是连续性的范围。该量表由一条10cm长的直线构成,线的一端为0,表示无痛;另一端为10,表示剧痛;中间不作任何划分,让病人根据自我的感觉在直线上标记,然后测量从左端到记号的距离,所得数值就是疼痛的程度。

二、访谈调查法

访谈调查法也称访谈法,是研究者与研究对象面对面地进行有目的的访谈,以口头形式直接从研究对象处获取研究资料的方法。

(一)访谈法种类

根据访谈者为提问做准备的情况,可以将访谈法分为以下3种类型:

1. **结构式访谈(structured interview)** 是指访谈者根据事先设计好的调查问卷对受访者逐项进行询问收集资料的过程。

2. **非结构式访谈(unstructured interview)** 访谈者以开放式问题的形式询问一个或几

个范围较广的主题,通过自由的交谈,以获得访谈对象的真实感受和体验的资料收集方法。非结构式访谈常用于研究人员对所研究领域认知较少的情况下。

3. **半结构式访谈(semi-structured interview)　是指访谈者按照一份事先拟定的访谈提纲进行访谈的方法。**非结构式和半结构式访谈常用于质性研究。

根据访谈对象的多少,访谈法可分为个人深入访谈和小组焦点访谈,两者都用于质性研究。个人深入访谈(individual interview)是一对一的访谈,适合于对敏感性和深入性问题的探索。小组焦点访谈(focus group interview)是把一些研究对象集中在一起,每位研究对象就研究问题发表自己的看法。从研究者的角度来看,小组访谈比较经济,省时、省力,但是实施小组访谈时,研究者一方面要注意小组成员之间的相互影响;另一方面,要使小组内每位成员都有发言的机会,避免收集到的资料仅仅代表少数积极发言者的观点,因此,对访谈组织者的要求往往比较高。

(二)访谈者培训

1. 研究中若有多名访谈者进行资料的收集,必须对所有访谈者进行统一的培训,以避免人为的偏差。培训方式可以通过模拟访谈、角色扮演等方式。培训内容包括如何向研究对象描述研究目的、意义、访谈的问题、内容及保密性承诺等。

2. 访谈者在访谈时,应注意保持一种中立的、不带任何赞扬或判断的态度,不要对研究对象的回答表示出惊讶、失望、赞许等情感,以免影响研究对象的回答。

(三)访谈前准备

1. 准备好问卷或访谈提纲　访谈问题的设计应从普遍性的问题开始,逐步过渡到具体的、敏感的问题。同时访谈问题的语言要恰当,适合研究对象的年龄和文化程度。必要时,可将访谈提纲事先发给研究对象,以便其更好地了解、准备访谈问题。

2. 选择合适的时间和地点　访谈时间和地点的选择应以方便研究对象的角度来考虑。环境应安静、隐秘,避免干扰。

3. 携带好访谈工具和物品　访谈者应携带好以下物品:①证明访谈者身份的介绍信;②访谈问卷或提纲;③有充足电量和容量的录音笔;④笔、笔记本、知情同意书;⑤小纪念品,作为感谢受访者配合访谈之用。

(四)访谈记录

访谈资料的记录可以采取现场记录、事后记录、现场录音的方式。研究者在访谈前要决定采用哪种记录方式。

1. 现场记录　能保证访谈内容不被遗忘,但往往会影响访谈的正常进行。现场记录时除了要记录受访者谈话的内容外,还要记录身体姿势、手势、表情等变化。

2. 事后记录　访谈结束后,在访谈现场附近,根据访谈者的记忆,对访谈内容进行思考和总结。事后记录使访谈者有一个思考、分析和整理的过程,因而可以对访谈内容做出更为系统的概括。

3. 现场录音　与书面记录相比,录音记录可以更完整全面地记录访谈的内容,但要事先征得研究对象的同意。

(五)访谈技巧

1. 访谈问题的顺序　一般来说,访谈的问题应该由浅入深、先易后难。这里所说的"难"并不一定指的是内容上的艰深,而更多的是指对受访者来说比较难以启齿的事情,比如个人的隐私、敏感性话题等。如果访谈开始就问这些问题,受访者在心理上还没有完全接受对方,可能会感到唐突甚至反感。因此,访谈者要先从比较容易谈的问题开始,且在访谈过程中,通过恰当运用各种人际沟通的技巧,营造一个融洽的、相互信任的交流氛围,帮助受访者逐渐打开话题。

2.访谈问题的过渡　一般而言,在设计访谈提纲的时候,前一个问题与后一个问题之间的衔接应该是自然、流畅的,但是在访谈时,可能会出现访谈主题的跳跃,此时,访谈者不能顽固地坚守自己事先设计好的访谈提纲,不管对方说什么都定期将自己的问题一个一个地抛出去,而应该使用一些过渡型的语言,或者灵活调整访谈提纲的顺序,使问题之间的转换显得比较自然、流畅。

3.善用倾听和交流技巧　访谈过程中,访谈者应善于运用倾听技巧和交流技巧,在倾听过程中,不随便打断受访者的谈话,对受访者的谈话内容不表现出任何惊讶、赞许、厌恶等情感。交谈过程中,多使用一些中性的、鼓励性的语言:"还有其他原因吗?"、"您能举个例子说明吗?"、"您为什么有这种感受?"等等。此外,适当运用点头、微笑、与受访者目光接触等非语言交流技巧也可以鼓励受访者深入地交谈。

三、问卷调查法与访谈调查法的比较

(一)问卷调查法优缺点

1.优点　①经济,省时省力;②可以保证问卷的匿名性;③可以避免访谈中由于访谈者的影响所造成的资料的偏差;④问卷的信度和效度容易检测;⑤便于实施大样本的调查。

2.缺点　①回收率低;②问卷填写质量难以保证;③研究对象必须具有一定的阅读能力。

(二)访谈调查法优缺点

1.优点　①应答率高;②适用人群广,只要具有语言表达能力的研究对象均可作为访谈对象,如老人、儿童、视力受限者、文化程度较低者;③可以收集到更深入、广泛的资料;④资料的真实性可以得到保证。

2.缺点　①花费大,费时费力;②可能存在霍桑效应:访谈对象因为知道自己正参与某项研究而有意改变自己的真实想法,造成结果的偏差;③资料收集的真实性、完整性和深入性容易受到访谈者访谈技能的影响,因此,实施访谈法收集资料时要加强对研究者的培训。

第二节　观　察　法

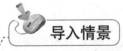导入情景

研究人员欲探讨住院病人的护理需求与其年龄、性别及探视次数的关系,从某医院的内外科病房选取了100名病人作为研究对象。研究人员在收集资料时,让病房护士观察和记录研究对象24小时内的所有需求及其使用呼叫器情况,并从以下几个方面对病人做出评价:健谈/不健谈、敌意/友好、没有疼痛/疼痛剧烈。

研究人员使用自行研发的分类系统,对研究对象的需求进行了如下分类:需要止痛药;需要饮水;需要食物;需要改变环境(如调节温度或光线);需要阅读材料、电视或收音机;需要帮助上下床;需要聊天或情感支持。研究发现:虽然不同年龄和性别的病人在需求类型上有差异,但总的需求次数没有差异;在一天的观察中发现,没有接受过任何探视的病人其需求次数明显多于接受过一次或多次探视的病人,且没有接受过探视的病人更倾向于被护士评定为不友好。

请思考:
1.该研究选择观察法进行资料的收集是否恰当?
2.该研究使用了何种类型的观察方法?
3.在观察法的实施中,如何做好质量的控制?

一、概　　述

（一）观察法的定义及作用

观察法（observational methods）是研究者围绕研究目的，通过感官或辅助工具，在自然状态或人工控制状态下，对现象、事物或人群进行仔细观察和记录，以获取一手资料的方法。观察法要求观察活动具有目的性、计划性和系统性，在使用观察法收集资料之前，必须明确观察和记录的具体内容。

观察法是护理研究中常用的资料收集方法，在护理研究中，病人及其家属、医院的工作人员等均可作为观察的对象，适合观察的内容也很多，包括个人特性（如 ICU 病人的睡眠情况）、语言性沟通行为（如护士对出院病人的健康教育情况）、非语言性沟通行为（如护患沟通时护士的面部表情、抚触的使用等）、技术熟练程度（如护士静脉输液的熟练程度）、日常活动（如脑卒中病人的自理活动）、环境特性（残疾人居住环境的建筑障碍）等。

（二）观察法的分类

1. 按照观察者与被观察者之间的关系

（1）非参与式观察法（nonparticipant observation）：是指观察者不参与被观察者的任何活动，完全以旁观者的身份进行观察的方法。

（2）参与式观察法（participant observation）：观察者参与到被观察者的活动之中，通过与被观察者共同进行的活动从内部进行观察和体验的方法。在参与式观察法中，观察者常常介于"参与的观察者"和"观察的参与者"之间。

观察法根据被观察者是否知道其被观察，又分为隐蔽和公开两类。隐蔽的观察法虽然可以避免霍桑效应的发生，但却可能侵犯研究对象的知情同意权，引发伦理问题。

2. 按照是否有一定结构的观察项目

（1）结构式观察法（structured observation）：观察前有详细的观察计划书和明确的观察指标体系，有现成、正式的记录格式，来规定和指引观察者观察和记录哪些现象和特征。结构式观察法一般用于研究者对观察内容有较多认知的情况下，常用于量性研究。

（2）非结构式观察法（unstructured observation）：质性研究中经常采用非结构式观察法作为对自述资料的补充。观察者只有一个大致的观察范围和内容，没有详细的观察计划和观察指标体系，观察者依据观察目的按观察者的理解有选择地记录观察结果，一般无正式的记录格式。非结构式观察法可提供较深入的资料，适合于探索性的研究。

3. 按照观察情形分类

（1）自然观察法（naturalistic observation）：是在自然状态下，即事件自然发生、对观察环境不加改变和控制的状态下进行的观察。在护理研究中，是在日常工作或生活的自然情形中对研究对象的行为和活动进行观察。

（2）实验观察法（experimental observation）：是在人工控制的环境中进行的系统观察。其具有明确的观察目的和周密的实施计划，对观察对象的行为表现做精确的观测，对被观察者行为表现的一个或一个以上的影响因素（自变量）进行控制，并观察这种控制对被观察者行为表现（因变量）的影响，如观察新生儿对抚触的反应。

4. 按照观察是否借助仪器设备分类

（1）直接观察法（direct observation）：观察者通过自己的感官，直接观察研究对象的活动。

（2）间接观察法（indirect observation）：观察者借助一定的仪器、设备（照相机、录像机等）观察研究对象的活动。

二、结构式观察法

（一）观察的步骤

1. 设计观察分类系统　运用结构式观察法收集资料的第一步是设计所观察的行为或现象的分类系统。在此之前，首先要对所观察的行为和特征进行详细的操作性定义，例如：观察住院患儿分离性焦虑的情况，应首先对"分离性焦虑"的概念及其具体的行为特征诸如"拒绝睡觉、拒绝吃饭、小便失常、攻击行为、沉默寡言"等进行清晰的描述和界定。如对拒绝睡觉这项行为定义为："只要一提到睡觉就哭；在早上入园的时候就说'我不要睡觉'；在中午睡觉的时候跑、跳、拒绝脱衣服"等。在设计分类系统时，应对每个类别所属的行为作出详细的说明，而不应该有重复归类的现象。

观察分类系统可以采用行为核查表和等级评定量表的方式进行记录。

（1）行为核查表（checklist）：采用"列项"的方式，先列出各类可能的行为，然后观察这些行为是否出现或出现的频度。如上例对分离性焦虑的观察记录表可做如下设计：

患儿姓名：　　　　　记录者：　　　　　观察日期：

观察内容	有无	时间
拒绝睡觉		
拒绝吃饭		
小便失常		
攻击行为		
沉默寡言		

再如导入情景中的案例，研究者在实施观察的时候即可以设计如下的观察分类系统：

病人姓名：　　　　　记录者：　　　　　观察时间：

需要类型	次/天	需要类型	次/天
需要止痛药		需要阅读材料、电视或收音机	
需要饮水		需要帮助上下床	
需要食物		需要聊天或情感支持	
需要改变环境			

（2）**评定量表（rating scale）**：采用结构式观察法收集资料时，还可以结合评定量表的形式进行记录。常用的评定量表有数字评定量表、语义差异量表。

1）举例：数字评定量表

【例6-14】　汉密尔顿焦虑量表，采用观察和交谈相结合的方式评定病人的焦虑情况

汉密尔顿焦虑量表（摘选）

注：0，无症状；1，轻微；2，中等；3，较重；4，严重

圈出最适合患者情况的分数					圈出最适合患者情况的分数					
1. 焦虑心境	0	1	2	3	4	5. 认知功能	0	1	2	3	4
2. 紧张	0	1	2	3	4	6. 胃肠道症状	0	1	2	3	4
3. 害怕	0	1	2	3	4	7. 自主神经症状	0	1	2	3	4
4. 失眠	0	1	2	3	4	8. 访谈时行为表现	0	1	2	3	4

笔记

该分类系统对每个类别的特征都做出了详细的说明,例如第 1 项"焦虑心境"包括:担心、担忧,感到有最坏的事情将要发生,容易激惹;第 2 项"紧张"包括:紧张感、易疲劳、不能放松,情绪反应,易哭、颤抖、感到不安。

2)举例:语义差异量表

将一条线段分为 7 等份,线的两端为一组意义相反的描述,观察者可以根据自己的看法和感觉在适当的位置划上记号(一般打"√"),例如关于儿童之间的社会交往情况可以表示为图 6-1。

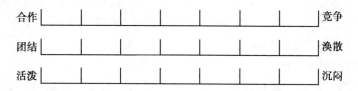

图 6-1 语义差异量表(评定儿童社会交往情况)

再如,导入案例中对于病人行为的观察评定量表可以表示为图 6-2。

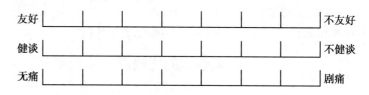

图 6-2 语义差异量表(评定病人行为)

2. 确定观察样本 观察对象的选择是方便抽样还是随机抽样,应根据研究目的和研究对象确定。观察样本可以按时间选样(time sampling),如对住院患儿分离性焦虑的观察,可以随机选取 10 名住院患儿组成观察对象,然后在为期 1 小时的时间内,分别对 10 名患儿的分离性焦虑情况进行观察和记录,具体时间段的选择可以通过预试验确定;对于发生频度低的现象进行观察时,也可以按事件选样(event sampling),如护士的交接班、急诊室中心肌梗死病人的抢救等。

3. 准备辅助工具 应用观察法收集资料,特别是某些健康状况和身体功能方面的资料,可准备一些辅助工具帮助资料的获取,如听诊器、血压计、体温计等。同时可用录像的方式记录观察信息,以便事后反复观看,捕捉细节变化,但应事先获得观察对象的同意。

(二)观察人员的培训

由于观察法容易受人为的感觉和判断的影响,当观察者不止一人的时候,要对所有观察者进行统一培训,从而确保观察者间信度,减少研究误差。

1. 培训内容 包括研究目的、选样方法、如何在观察过程中保持中性、非判断性的态度去看待所观察的现象和行为,归类系统、记录工具的应用等,以统一观察标准,保证资料的准确性。

2. 培训方式 可应用实例分析或场景模拟,使观察者感觉身临其境。在培训过程中,同时要对分类系统、记录表格、选样方法进行预实验,通过观察者的反馈,对观察方法进行完善。

3. 无论是运用结构式观察法还是非结构式观察法,观察者都应该在正式观察和记录之前,用一定的时间与被观察者接触和沟通,建立起初步的关系,使双方尽量熟悉、充分放松(特别是应用照相机或录像机进行记录的观察)。

三、非结构式观察法

非结构式观察法没有预先的计划和安排，也不像结构式观察法有设计好的核查表或观察评定量表等观察手段，观察者只凭眼耳随看随听，然后记录下所观察的情况。与结构式观察法相比，此方法简单易行，只需确定观察研究的目的和对象，常用于质性研究中。

（一）观察的内容

首先要收集一些所观察场景环境特征方面的资料，然后根据研究目的，寻找观察的重点，包括研究对象的基本特征，活动内容、方式、频度、持续时间。同时要观察其他相关因素，以了解隐藏在行为背后的信息，如一些非语言性沟通的方式等。观察可以以时间为观察单位，也可以以事件为观察单位。

（二）记录的方法

可以采取现场记录或事后记录的方法。现场记录一般是边观察边记录，但是该方法一方面可能给被观察者造成压力，影响被观察者的行为；另一方面，某些被观察者可能要求看观察笔记，而对观察笔记的内容进行干涉，从而不利于观察的进行。在现场记录时要避免类似情况的出现，一个方法是观察者可以通过和被观察者建立良好关系，互相沟通，取得对方的信任；另一个方法是在观察结束后进行记录，即事后记录，值得注意的是，为了防止记忆淡化、忘却，要在观察结束之后立即在观察场所附近进行追记。

四、观察法的优缺点

（一）优点

1. 能够获得更深入、更真实的资料，如研究护士的洗手行为或护患关系等，研究对象受社会期望的影响，往往夸大实际的情况，此时，观察法能够提供更为真实的资料。

2. 对于不能使用问卷法、访谈法的研究对象，如婴幼儿、昏迷病人、精神病病人等，观察法可以获得其行为资料。

（二）缺点

1. 伦理问题　如何处理好观察内容的真实性和尊重被观察者的隐私权是研究者需要考虑的问题。

2. 霍桑效应　被观察者可能因为知道自己被观察而有意改变自己的行为，造成观察结果偏离真实情况。

3. 观察者的主观性　对现象或行为的观察受观察者主观因素的影响，尤其是非结构式观察法。

4. 持续时间长　观察法往往需要长时间进行，人力成本较大。

 知识拓展

生物医学测量法

生物医学测量法（biophysiological measure）是指通过使用特殊的仪器设备和技术，测量获取研究对象的生理、生化资料，比如血糖、血压、体温、体重、血氧饱和度等。

相对于其他测量方法，生物医学测量法所获得的结果更客观、精确、可信度高，但缺点是必须使用某些设备，因此资料收集的成本较高；另外，结果也容易受到仪器功能和精确度的影响。因此，在使用生物医学测量法进行资料收集时，应考虑是否有充足的经费和设备的支持，还要注意选用先进、敏感、准确的仪器设备来保证资料的真实性和可靠性。

笔记

第三节　研究工具性能的测定

在收集资料的过程中，常常要用到各种各样的研究工具，如前面所讲的问卷、量表或测量仪器等。对工具的选择和评价，也是资料收集过程中非常重要和关键的一个环节。因为研究工具的好坏，将直接影响所收集资料的准确性和可靠性，从而决定整个科研工作的价值和成败。信度和效度是用来反映研究工具质量高低最常用的两个指标，高信度和高效度的研究工具是科研的必备条件。

一、信　度

（一）信度的概念

信度（reliability）是指使用某研究工具所获得结果的一致程度或准确程度。当使用同一研究工具重复测量某一研究对象时，所得结果的一致程度越高，则该工具的信度就越高。如使用同一把尺子去测量某个人的身高，第一次测量得到的结果是 1.7m，第二次测量得到的结果是 1.75m，这两次结果之间的一致程度就是该把尺子的信度，通过数据可以看出，1.7m 和 1.75m 之间有比较大的差别，结果之间存在不一致，说明这把尺子的信度低，可信度差，要慎重考虑是否使用这把尺子作为测量工具。再如考试中使用到的试卷，教师希望通过试卷能准确反映出考生的真实情况，如果学生的考试成绩和他们平常的学习表现相一致，则意味着该试卷的信度较高。

（二）信度的评定

稳定性、内在一致性和等同性是信度的 3 个主要特征，不同特征分别对应着不同的计算方法。具体选择哪些特征来反映研究工具的信度，取决于研究工具的特性和研究者所关注的研究工具的信度特征。

1. **稳定性（stability）**　研究工具的稳定性大小常用重测信度来表示。**重测信度（test-retest reliability）是指研究者使用同一研究工具两次或多次测定同一组研究对象，所得结果的一致程度。**一致程度越高，重测信度也就越高，说明该研究工具的稳定性也就越好。因为重测信度需要间隔一段时间再次施测，反映研究工具随时间变化仍能保持一致的稳定性，因而多用来测量一些相对稳定的特征，如人格、自尊、价值观等。

重测信度的具体计算方法如下：①使用研究工具对研究对象进行第一次测量；②间隔一段时间后对同一组研究对象再使用同一研究工具进行第二次测量；③计算两次测量结果间的相关系数。如测量 10 名护理人员的领导潜能，2 周后再次测量，两次测量的结果如下（表6-2），计算其重测信度。

表 6-2　领导潜能量表的重测值

研究对象	第一次测量结果	第二次测量结果
1	55	57
2	49	46
3	78	74
4	37	35
5	44	46
6	50	56

续表

研究对象	第一次测量结果	第二次测量结果
7	58	55
8	62	66
9	48	50
10	67	63

计算两列数据间的相关系数（$r = 0.95$）即为该问卷的重测信度。具体计算可以利用 SPSS 等专业统计软件来完成。

利用重测信度来反映研究工具稳定性的优点是简单、直观，其局限性在于重测信度的计算结果受到多重因素的影响：①两次测量之间的时间间隔：间隔时间太短，研究对象受记忆的影响，两次测量结果可能非常相近，导致得到的重测信度非常高，但这可能只代表研究对象记忆力的好而非研究工具的稳定性高。间隔时间太长，则可能由于客观情况发生了改变，导致两次测量结果不一致而信度偏低。一般建议两次测量间隔时间在 2～3 周以上。对于一些客观变量的测量，如血压、体温、体重、身高等，则可以在第一次测量完成后的短时间内再次进行第二次测量。②研究工具所测量变量的性质：当研究工具用于评估性质相对稳定的问题，如个性、价值观、自尊、生活质量、身高等变量时，可以用重测信度来表示研究工具的信度，而用于评估诸如知识、态度、行为、情感等性质不稳定变量时，则不宜使用重测信度来反映其稳定性的高低。③测量环境的一致性：如两次测量环境的不一致，如时间、光线、温湿度、噪声等均可影响两次测量结果的一致程度。

2. 内在一致性（internal consistency）　是指组成研究工具的各条目之间的同质性或内在相关性。 同质性或内在相关性越大，说明组成研究工具的各条目都在一致地测量同一个问题或指标，也就说明该工具的内在一致性越好，信度越高。与重测信度相比，内在一致性只需要进行一次测量，所以是目前应用比较多的信度测量方法。

内在一致性的计算方法有 Cronbach'α 系数与 Kuder-Richardson formula 值（KR-20）。它们都是通过计算研究工具中所有条目间的平均相关程度来反映工具的内在一致性的。其中 KR-20 值是 Cronbach'α 系数的一种特殊形式，主要用于二分制答案的研究工具。具体计算也可以利用 SPSS 来完成。

3. 等同性（equivalence）　研究工具的等同性常用评定者间信度（interrater/interobserver reliability）和复本信度（parallel-forms reliability）来表示。

（1）评定者间信度：是指不同观察者使用相同工具测量相同对象时所得结果的一致程度，多在用观察法收集资料的研究中使用。当研究中需要两个或更多人进行观察和记录时，就必须对研究工具进行评定者间信度的测定。如两个观察者使用同一评定工具同时观察某护士静脉输液的熟练程度，可以用两个观察者最后所得的两份评定表中取得一致结果的条目数，除以总条目数来简单估算评定者间信度。如果观察结果是用数字表示的，可以计算观察结果之间的相关系数来表示评定者间信度的大小。

（2）复本信度：是指用两个相似的工具测量相同对象时所得结果的一致程度。如课程结束后，教师通常编制两份考核内容大致相同的 A、B 卷，此时，若要判断这两份试卷在反映学生对知识的掌握程度方面是否一致时，就需要计算复本信度。可以让学生连续回答这两份试卷，两份试卷被回答的先后顺序是随机确定的，然后计算两份试卷得分的相关系数，即为复本信度的大小。相关系数越接近 1，复本信度就越高，试卷的等同性就越好，即两份试卷对学生知识掌握程度的反映能力是一致的。

在计算研究工具的信度时，研究者可以选取 10～20 例样本或总样本量的 10% 进行研

笔记

究工具信度的测试。对于一个公认的、广泛使用的研究工具而言，在新的研究中再次使用时，其信度值至少应达到 0.80，而对于一个新发展的研究工具而言，其首次使用时信度值达到 0.7 即可接受。任何一个研究工具在应用前均应进行信度的测定，当信度不够理想时，则需要对研究工具进行修改和完善。在报告研究工具的信度时，既需要报告具体的信度值，也需要说明信度的计算方法。

二、效 度

（一）效度的概念

效度（validity）是指某一研究工具能真正反映它所期望研究的概念的程度。反映期望研究的概念的程度越高，效度就越好。需要指出的是，信度是从研究对象的角度，看研究工具能否反映出研究对象的真实情况，而效度是从研究者的角度，看研究工具能否反映出研究者欲测量的概念。**研究工具的效度可以用表面效度、内容效度、结构效度、效标关联效度来反映**。但效度的好坏并不像信度那样可以用具体的数值进行评价，一些测量效度的方法并没有数字的依据。

（二）效度的评定

1. **表面效度（face validity）** 是由评定者根据自己对所要测量的概念的理解，尽其判断能力之所及来判断工具是否适当。评估者可以是研究者本人，也可以是研究者的同事或相关领域的专家。由于表面效度是评定者根据自己对所要测量的概念的理解，来判断工具是否测量出了研究者欲测量的概念，是一种直觉的、主观的、表面的判断，它对研究工具效度的评价是用"有或无"来反映的，不体现效度的高低程度，所以一般不能作为研究工具质量的有力证据，仅作为评定其他效度的基础。

2. **内容效度（content validity）** 是根据理论基础及实践经验对工具是否包含足够的条目而且有恰当的内容分配比例所做出的判断。内容效度需建立在大量查阅文献、理论基础、工作经验以及综合分析、判断的基础上，多由专家委员会进行评议。专家人数最低不少于 3 人，最多不超过 10 人，一般 5 人较为合适。对内容效度的评定可以采用文字描述的方式，如某研究工具是用来测量乳腺癌病人的社会支持情况的，在这个工具里面，仅仅包括了乳腺癌病人的家庭支持和经济支持，而根据社会支持的相关理论和实际经验，情感支持、信息支持和网络支持也是其社会支持系统中不可缺少的模块，所以，该研究工具的模块设置是否足够，以及各模块之间条目的分配比例是否恰当，需要由相关领域的专家结合相关理论和工作经验综合做出判断和描述。此外，对内容效度的评定还可以通过内容效度指数（content validity index，CVI）的方式对其进行量化。计算 CVI 时可以计算各个条目的 CVI（item-level CVI，I-CVI），也可以计算总量表的 CVI（scale-level CVI，S-CVI），具体计算方法见表 6-3 和表 6-4。以条目为单位，评分为 4（非常相关）或 3（比较相关）的专家数除以专家总数。而 S-CVI 就是所有 I-CVI 的平均值。当 I-CVI 达到 0.78 以上，S-CVI 达到 0.90 以上时，可以认为研究工具有比较好的效度，当 CVI 值较低时需根据专家意见认真修改后，再邀请专家进行重新测评。

表 6-3 条目内容评价

问卷条目	评价意见				修改意见
	非常相关 4	和研究内容相关，但需少量修改 3	必须修改，否则不相关 2	一点都不相关 1	
1. ××××××					
2. ××××××					

续表

问卷条目	评价意见				修改意见
	非常 相关 4	和研究内容相关， 但需少量修改 3	必须修改， 否则不相关 2	一点都 不相关 1	
3. ××××××					
4. ××××××					
5. ××××××					

表6-4　I-CVI 和 S-CVI 的计算方法

条目	专家1	专家2	专家3	专家4	专家5	一致同意的人数	I-CVI
1. ××××	是	是	否	是	是	4	0.80
2. ××××	是	否	是	是	否	3	0.60
3. ××××	是	是	是	是	是	5	1.00
4. ××××	是	否	是	是	否	3	0.60
5. ××××	是	是	是	是	是	5	1.00

S-CVI = (0.80 + 0.60 + 1.00 + 0.60 + 1.00)/5 = 0.80

注："是"=评价条目时选择的是4（非常相关）或3（比较相关）；"否"=评价条目时选择的是2（必须修改，否则不相关）或1（一点都不相关）；一致同意的人数=每个条目中评价为"是"的专家总人数

3. 效标关联效度（criterion-related validity）　侧重反映研究工具和其他标准之间的相关关系，相关系数越高，表示研究工具的效度越好。效标关联效度是通过两者之间的相关性来间接体现研究工具与所测量概念的相符程度，可分为同时效度（concurrent validity）和预测效度（predictive validity）两种。同时效度和预测效度的主要区别是时间上的差异。

（1）同时效度：是指研究工具与现有标准之间的相关性。例如，某护理人员欲发展一个视觉模拟量表来简单快速地测量急诊病人的焦虑情况，为了评定该量表的效度，研究人员同时向研究对象发放一份使用广泛的状态-特质焦虑量表，然后计算自设的视觉模拟量表的得分和状态-特质焦虑量表得分之间的相关性，若相关系数高，则表示新发展的量表具有较高的同时效度，一般而言，当相关系数大于0.7时，认为该研究工具的质量较好。

（2）预测效度：是指研究工具作为未来情况预测指标的有效程度。与同时效度不同的是，预测效度是在将来和标准进行比较。比如研究者使用某个领导潜能问卷测量护生潜在的领导能力，若干年后，若那些当初在测量中得分较高的护生，其领导能力也越强，两个方面具有较大的相关性，就说明该领导潜能问卷的预测效度较好。

4. 结构效度（construct validity）　反映研究工具与其所依据的理论或概念框架间相结合的程度，因此，结构效度的重点是了解工具的内在属性。目前关于结构效度的计算，应用较多的是因子分析。

三、信度与效度的关系

任何一个研究工具都有其信度和效度，研究工具的信度和效度不是"有"或"无"的问题，而是程度上"高"或"低"的问题。一个研究工具的信度和效度不是独立存在的，两者之间存在紧密的联系。一个信度低的工具，其效度必然低，试想该研究工具都不能准确地反映研究对象的真实情况，又如何能真正达到研究者的研究目的呢？但一个信度高的工具，

其效度却未必高,如使用校正好的体温计测量病人体温以反映其焦虑水平,作为研究工具,校正好的体温计信度高,因其能较准确地测量病人真实的体温情况,但其效度并不高,因为"焦虑"这一概念并不能简单用体温计来测量。

 知识拓展

国外量表的翻译和应用

在护理研究中,越来越多的研究者开始使用国外编制的研究工具,这就存在如何对国外量表进行翻译的问题。翻译后的量表既要适合中国的国情和文化,又不能偏离原来量表所要表达的内涵,同时还要保证翻译后的量表具有较好的信度和效度。一般来说,对国外量表的翻译可以分为以下几个步骤:

1. 翻译　就是将国外量表翻译成中文。选择两个或多个熟悉国内外文化背景且精通双语的翻译者,彼此独立地将国外量表翻译成中文。然后由这些翻译者对他们所翻译出来的中文版本进行讨论,最终得到一个大家达成共识的量表的中文版本。

2. 回译和文化调适　请语言功底好且对源量表不知情的两位或多位双语翻译者将翻译成中文的量表再翻译回去,然后由双语专家和研究者对源量表与回译后的"源量表"进行比对,找出不一致的地方,并分析是否有文化不同所导致的理解差异,然后再对其中文版本中对应的内容进行修改,也即文化调适的过程。

3. 测量源量表与中文版本量表间的等同性　寻找一定数量的双语样本(既懂中文又懂外文)进行两量表之间的等同性检验。

确定该中文版本量表与源量表之间的一致性后,即可对其在目标人群中开展预试验,测定量表的信度和效度。

（赵燕利）

思考与练习

一、选择题

1. 调查研究中最多选用的方法是
   A. 访谈法　　　　B. 问卷法　　　　C. 观察法
   D. 测量法　　　　E. 实验法

2. 问卷调查法的优点不包括
   A. 回收率高　　　　　　　　B. 省时省力
   C. 收集资料方式多　　　　　D. 收集资料范围广
   E. 适用于各种研究设计

3. 某研究者欲采用访谈法了解人们对医患关系的真实感受,下列属于访谈法优点的是
   A. 应答率较低　　　　　　　B. 所获资料完整、丰富
   C. 费时　　　　　　　　　　D. 所获资料真实客观
   E. 不受研究者身份的影响

4. 关于观察法的特点,叙述不正确的是
   A. 使用方便　　　　　　　　B. 研究对象可为婴儿
   C. 应用范围比较局限　　　　D. 易受到观察者个人偏见的影响

E. 易引发伦理问题

5. 关于结构式观察法，叙述正确的是

　　A. 观察者事先不确定观察样本

　　B. 观察者没有明确的观察工具

　　C. 观察者采用日记的方法记录事实过程

　　D. 观察者应用观察记录表格进行记录

　　E. 在观察中观察者可随时修改研究目的

6. 研究者欲了解高血压病人的服药依从性，下列哪种资料收集的方法所得结果准确，但花费较高

　　A. 访谈法　　　　　　　　　　　　B. 观察法

　　C. 生物医学测量法（测量血药浓度）　　D. 问卷法

　　E. 实验法

7. 一般认为理想的信度相关系数值应高于

　　A. 0.3　　　　　　B. 0.4　　　　　　C. 0.5

　　D. 0.6　　　　　　E. 0.7

8. 反映研究工具与其他测量标准之间相关关系的效度是

　　A. 效标关联效度　　B. 内容效度　　　C. 表面效度

　　D. 结构效度　　　　E. CVI

9. 某研究者编制了一份新的痴呆问卷，为了检测问卷的效度，他同时采用国际上通用的痴呆问卷进行测验，并计算两种问卷结果的相关性，这种方法所测量的效度称为

　　A. 表面效度　　　　B. 内容效度　　　C. 同时效度

　　D. 结构效度　　　　E. 预测效度

10. 对于信度和效度关系的描述正确的是

　　A. 研究工具可以只有信度无效度

　　B. 信度低的研究工具效度肯定不高

　　C. 信度高的研究工具效度也一定高

　　D. 效度低的研究工具其信度也一定低

　　E. 研究工具的信度与效度是截然孤立的两个指标

11. 关于问卷调查中效度与信度的关系，错误的是

　　A. 如果信度不好，就无法获得好的效度

　　B. 如果信度好，效度就必定好

　　C. 尽管信度好，但有时效度不见得好

　　D. 一份好的问卷首先必须具备好的信度，才有可能获得好的效度

　　E. 有时效度与信度的关系是不对等的

12. 评定者间信度常用来反映的研究工具信度特征是

　　A. 内在一致性　　B. 敏感性　　　　C. 稳定性

　　D. 等同性　　　　E. 可靠性

13. 关于信度的说法错误的是

　　A. 是反映研究工具质量高低的重要指标

　　B. 用于评定某研究工具所获得结果的一致程度

　　C. 包括稳定性、内在一致性、等同性3个特征

　　D. 一般认为相关系数高于0.7时，工具的信度可接受

　　E. 对所有研究工具都应报告出它的所有三个特征的信度数值

笔记

二、思考题

护士的自愿离职是造成护士短缺的一个重要原因,假设您打算在全国范围内调查离职护士今后的计划和就职意愿。

请问:

1. 您会收集结构式的资料还是非结构式的资料?
2. 您会选择访谈法还是问卷法来进行资料的收集?
3. 如果是问卷法,您会选择何种方式来发放问卷?
4. 假设对离职护士的调查是通过邮寄问卷法来实施的,编写该问卷的指导语。

第七章 资料的整理与分析

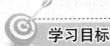

学习目标

1. 掌握概率、假设检验的概念。
2. 熟悉科研资料的整理过程。
3. 了解假设检验的基本步骤。
4. 能选用合适的统计学分析方法,正确编制统计表和绘制统计图。
5. 具有资料整理和统计分析的初步能力。

通过观察、调查或测量等各种方法获得原始资料后,接下来就要对所收集到的资料进行科学的整理、归纳和分析。资料整理是否准确,分析方法是否适宜,将直接影响到研究结论的真实性和可靠性,因此,做好资料的整理与分析是做出科学结论的前提。

第一节 资料的整理

在资料收集过程结束之后,研究者首先要根据研究目的与设计要求,对收集到的原始资料进行审核、编码与录入,以便进一步对资料进行分析。

一、资料的审核

资料的审核是研究者对收集到的原始资料的真实性、准确性、完整性和标准性进行审查、核实与补充的过程。 经过审核的资料方能保证其质量。

(一)审核内容

1. **真实性** 真实性指调查数据是对满足研究条件的研究对象真实情况的反映而非虚假、伪造的数据。如调查员调查了错误群体的样本;或研究对象没有仔细阅读或理解问卷问题、胡乱作答,从而导致问卷前后答案的逻辑背离等,均会导致数据失真。

2. **准确性** 问卷资料中所涉及的计量、计数单位,分组、分级标准,数据观察方法,数据结果描述方法和含义等必须一致。

3. **完整性** 资料的完整性包含整体完整性和单份完整性两个方面。整体完整性指按研究计划与要求完成了对所有研究群体的调查或观察,没有遗漏;单份问卷完整性指单个调查对象的问卷的所有条目按要求全部完成,没有遗漏。

(二)审核方法

1. **逻辑检查** 逻辑检查的任务是检查问卷资料是否符合逻辑,是否符合有关常识和专业知识,检查问卷各条目的回答是否一致和有无矛盾。如某些调查表中出现女性病人患了前列腺癌,5岁的孩子有大学文化程度等某些与常识违背的地方,或者某调查问卷中所涉及概念的绝大多数条目为正向的回答,但在一些反向计分题上却出现了负性的看法而导致前后逻辑不一致。

笔记

2. 计算法　通过有关数学公式,计算检查相关结果在计算上是否存在错误,如出生日期、死亡日期与年龄之间的矛盾等。

值得注意的是,在收集资料的过程中,调查员应对回收到的问卷进行现场审核,检查问卷中有无缺项、错填等,如有可及时返回给调查对象,请其补全、修改,以保证问卷的有效性。另外,随着计算机在数据处理中的应用日益普及,对资料的录入和核查,目前多使用专业的统计软件如 EpiData 来完成。

二、资料的编码与录入

(一)编码与编码表

编码也称登录,是给调查表中各个问题的每一个回答类别或观测指标值编制一个特定的代码,使回答类别与不同的代码之间建立一一对应的关系。通过编码,可以将收集到的资料转换成适合计算机读取分析的符号。例如,收集到的原始资料中"文化程度"是以"文盲"、"小学"、"初中"、"高中或中专"、"大专及以上"等选项来表达的,不利于数据的录入和分析,可将其依次转化为"1"、"2"、"3"、"4"、"5"后再输入计算机,可方便地进行分析。

编码表是根据各个问题的编码方案和取值编制而成的表格。编码表记录着数据库内每一个数字、代码所表示的实际意义。一个编码表至少应包含:调查表中各个问题在数据库中的变量名及其含义,各个问题的答案选项及对应编码,编码表的具体形式和内容见表 7-1。

表 7-1　某地区精神疾病病人一般资料问卷对应的编码表

变量名	变量含义	变量类型	取值范围及编码
number	编号	数值型	1~100
gender	性别	数值型	男=1,女=2
ethnicity	民族	数值型	汉族=1,少数民族=2
case number	病历号	字符型	01100~04217
education	文化程度	数值型	文盲=1,小学=2,初中=3,高中或中专=3,大专或本科=4,研究生及以上=5
marriage	婚姻状况	数值型	1=未婚,2=已婚有配偶,3=离婚,4=丧偶
salary	家庭人均月收入	数值型	1=<800元,2=800~1499元,3=1500~3000元,4=>3000元
type	诊断分型	数值型	1=未分化型,2=偏执型,3=单纯型,4=青春型,5=紧张型
date	诊断日期	日期型	yyyy/mm/dd

随着 SPSS 软件的广泛使用,对资料的编码过程可以在数据编辑窗口的变量视图中完成(见本章实习指导)。

(二)资料录入

为了防止和减少计算机录入的错误,进一步检查数据存在的问题,在录入数据时可以采取以下措施:

1. 录入前　建立数据库录入界面时设置变量的取值范围,超过此范围计算机应报警,并拒绝录入。

2. 录入时　对同一份资料,用甲、乙两位录入员分别重复录入,用核对软件进行核对(如 EpiData)。对两次录入不一致的数据,计算机会显示数据供核对。从控制资料录入的质量来讲,双人平行录入的方法是比较可靠的。

3. 录入后　抽取部分调查表,了解输入质量;用统计软件做简单的统计描述,如编制频数分布表发现异常值；作相关变量的散点图发现异常点等。

三、设计整理表

根据研究目的和预期分析指标拟定整理表，使研究目的和预期分析指标更加具体和明确。资料整理表是对资料按类别进行分组后的归纳汇总，因此要把性质相同的研究对象合并在一起，把性质不同的研究对象分开，将组内的共性、组间的差异性显示出来。分组方法有质量分组和数量分组。

1. 质量分组　即按分组因素的性质来分组，如将研究对象按性别、职业、疾病分类、某些检查结果的阳性或阴性、干预方法的不同等进行分组。

2. 数量分组　即按分组因素的数量大小来分组，如将研究对象按年龄大小、血压高低、量表得分等进行分组。

将资料进行分组后，接下来就是按分组要求，将原始资料分别归入各组，可以用计算机汇总，资料较少时也可以用手工汇总。计算机汇总是通过统计分析软件直接调取数据库文件进行归纳汇总或统计分析。目前手工汇总已逐步被计算机汇总所取代。

第二节　资料的分析

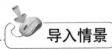 导入情景

某研究者欲了解某市三级甲等医院的医护合作现状，先用单纯随机抽样的方法选取了该市的两所三级甲等医院，随后从抽到的两所医院中整群抽取了相同的若干个科室（急诊科、心内科、骨科、手术室），并对入选科室的全部医生和护士采用医护合作态度问卷，调查其对医护合作的态度。

研究者的研究问题如下：这两所医院的医护合作现状如何？两所医院中哪家医院的医护合作态度更积极？已知全国三甲医院的医护合作水平（常模），该市三甲医院的医护合作水平较全国平均水平高还是低？

请思考：

1. 应该选用何种统计学分析方法？

2. 在对结果进行描述时，如何正确地绘制统计表和统计图？

在对资料进行统计分析时，首先需要了解统计学中的几个基本概念，由于本书在前面的章节中已经对总体、样本、抽样等概念进行了介绍，在此不再赘述。本节主要介绍不同类型资料的统计描述和统计推断方法。需要指出的是，在本章中给出了一些统计量的计算公式，旨在强调如何根据资料的性质和设计的类型选用合适的统计方法，并非强调统计学的数理学基础，也不要求以手工的形式进行计算，因为在实际工作中，对资料的统计分析多由计算机软件（如 SPSS）来完成。

一、统计学中的几个基本概念

（一）概率

概率（probability）是描述随机事件发生可能性大小的一个度量，也称几率，统计学中用符号 P 表示。其取值范围在 0 到 1 之间，即 $0 \leqslant P \leqslant 1$。$P$ 越接近 1，表示某事件发生的可能性

越大，P 越接近 0，表示某事件发生的可能性越小。统计学中将 $P \leqslant 0.05$ 或 $P \leqslant 0.01$ 称为小概率事件，表示某事件发生的可能性很小。

（二）假设检验

假设检验（hypothesis test），又称**显著性检验**（significance test）。在实际工作中，研究者往往从总体中进行随机抽样，用获得的样本信息来推断总体特征，如某研究者欲了解两地 10 岁男童的身高有无差异，分别从两地随机抽取了 100 名 10 岁男童，测得其平均身高分别为 138.3cm 和 137.2cm，此时，研究者就是要通过这两个样本之间的差异去推断样本所代表的总体之间是否有差异。在此情况下，就必须通过假设检验来明确样本之间的差异到底是由于抽样误差所致还是两地 10 岁男童的身高确实存在不同。

因此，假设检验就是应用统计学原理，由样本之间的差异去推断样本所代表的总体之间是否存在差异的统计推断方法。其主要步骤如下：

1．建立检验假设，确定检验水准　假设有两种：

（1）$\mu_1 = \mu_2$：即无效假设或零假设，用 H_0 表示。

（2）$\mu_1 \neq \mu_2$：即备择假设，用 H_1 表示。

对于检验假设，需注意：①检验假设针对的是总体，而不是样本，μ 代表总体均数；② H_0 为无效假设，其假定通常为：某两个（或多个）总体参数相等，或某两个总体参数之差等于 0，或某资料服从正态分布等；③ H_1 的内容直接反映了检验的单双侧。若 H_1 为 $\mu_1 > \mu_2$ 或 $\mu_1 < \mu_2$，则此为单侧检验。当不能根据专业知识判断谁高谁低时，采用双侧检验；反之则采用单侧检验。

（3）α：即检验水准，又称显著性水准，是人为预先规定的小概率事件的标准。在实际工作中常取 $\alpha = 0.05$。但 α 的取值并非一成不变，可以根据不同的研究目的给予不同的设置。

2．选择检验方法，计算检验统计量　应根据变量或资料类型、设计方案、方法的适用条件等选择检验统计量。如成组设计两样本均数的比较可根据资料特点选用检验统计量 t、t' 值，而两样本率的比较则选用 χ^2 值或计算 Fisher 确切概率。

3．确定 P 值，做出推断结论　P 值是指在 H_0 成立的前提下，出现目前样本数据对应的统计量（如 t、F、χ^2 值）数值乃至比它更极端数值的概率。将事后获得的 P 值与事先规定的检验水准 α 比较，若 $P \leqslant 0.05$，认为检验统计量超过 α 所对应的检验临界值的概率小于等于 0.05，故为小概率事件，对于一次随机抽样而言，一般是不会发生的，故可以拒绝 H_0，接受 H_1，差异有统计学意义（统计结论），可认为……不等或不同（专业结论）；若 $P > 0.05$，则结论为按检验水准 α，不拒绝 H_0，差异无统计学意义（统计结论），尚不能认为……不等或不同（专业结论）。

二、统计描述

（一）计量资料的统计描述

计量资料的统计描述常用的方法有两大类：一类是统计图和统计表，如频数分布表（表 7-2），用来描述数据的分布规律；另一类是选用适当的统计学指标，包括集中趋势指标和离散趋势指标。

1．频数分布表　对收集到的计量资料，欲了解其分布，可通过整理资料，编制频数分布表（frequency table），简称频数表来实现。

【**例 7-1**】　下面是 60 名大学生在 AIDS 知识调查中的得分情况，试编制频数分布表。

| 22 | 27 | 25 | 19 | 24 | 25 | 23 | 29 | 24 | 20 |
| 26 | 16 | 20 | 26 | 17 | 22 | 24 | 18 | 26 | 28 |

15	24	23	22	21	24	20	25	18	27
24	23	16	25	30	29	27	21	23	24
26	18	30	21	17	25	22	24	29	28
20	25	26	24	23	19	27	28	25	26

（1）求极差：极差（range）也称全距，即最大值和最小值之差，记作 R，本例 $R = 30 - 15 = 15$。

（2）确定组数和组距：组数亦称组段数，组数的选取视样本含量及资料的变动范围大小而定，不宜过多也不可过少。分组过多计算繁琐，分组过少难以体现分布特征。组距可通过极差除以组数求得，一般取方便阅读和计算的数字。本例组数取 8，组距即为 $R/8 = 1.875 \approx 2$。

（3）确定组限：组限即每个组段的上、下限。确定组数和组距后，应取整数值或方便数表明各组的界限，以利于分组，规范的表示方法是采用半开半闭区间（右开左闭区间）的形式，各组段只写明下限值，而不写出上限值，如 15～、17～、19～、…，最后组段写出上限。

（4）分组划记，统计频数：各组段的频数见表 7-2 第 3 列，此时即完成频数表的绘制。

表 7-2　60 名大学生 AIDS 知识得分的频数分布

组段	计数	频数	百分比（%）
15～	下	3	5.0
17～	正	5	8.3
19～	正一	6	10.0
21～	正丅	7	11.7
23～	正正正	14	23.3
25～	正正下	13	21.7
27～	正丅	7	11.7
29～30	正	5	8.3

2. 集中趋势指标　集中趋势指标就是用来描述一组数据中心位置的指标，统称为平均数（average）。根据应用条件不同，可选择算术均数、中位数、百分位数等。

（1）算术均数（arithmetic mean）：简称均数（mean），总体均数用 μ 表示，样本均数用 $\bar{X}$ 表示，适用于服从正态分布或近似正态分布的资料。计算公式为：

$$\bar{X} = \frac{X_1 + X_2 + \ldots + X_n}{n} = \frac{\sum X}{n}$$

式中 $\bar{X}$ 为均数；$X_1, X_2, \cdots, X_n$ 为所有的观察值，n 为样本含量，$\sum$（希腊字母，读作 sigma）为求和符号。

（2）中位数（median）：是将一组观察值从小到大排序后位于中间位置的那个数值。适用于任何分布类型的资料，尤其是偏态分布及数据末端无确切值的资料。计算公式为：

n 为奇数时，$M = X_{(\frac{n+1}{2})}$（即位次居中的数值）

n 为偶数时，$M = \dfrac{X_{(\frac{n}{2})} + X_{(\frac{n}{2}+1)}}{2}$（即位次居中的两个数值的平均值）

（3）百分位数（percentile）：百分位数是一种位置指标，样本的第 X 百分位数记为 P_X，是指将数据从小到大排序后处于第 X 百分位置的数值。中位数实际上是第 50 百分位数。

3. **离散趋势指标**　离散趋势是个体值之间的变异程度，数据越分散，变异程度越高。常用的离散趋势指标有极差、四分位数间距、方差、标准差和变异系数。

（1）极差（Range，R）：前面已经提到，极差是一组数据中最大值与最小值之差。极差大，数据变异度大；极差小，数据变异度小。

（2）四分位数间距（quartile range，QR）：四分位数（quartile）是把全部变量值分为四部分的分位数，即第 1 四分位数，（$Q_L = P_{25}$）、第 2 四分位数，（$M = P_{50}$）、第 3 四分位数，（$Q_U = P_{75}$）。四分位数间距就是由第 3 四分位数与第 1 四分位数相减而得，记为 QR。它是指数据从小到大排序后，中间一半数据所在的范围。四分位数间距越大，数据分布的离散程度越大；反之，数据分布的离散程度越小。将中位数与四分位数间距一起使用，可用来描述偏态分布资料的分布特征。

（3）方差（variance）：方差反映一组数据的平均离散水平。就总体而言，应该考虑每一个观察值 X 与 μ 的差值。即离均差（X−μ）。由于离均差（X−μ）有正有负，使得所有观察值的离均差之和 $\sum (X - \mu) = 0$，故离均差之和 $\sum (X - \mu)$ 仍无法描述一组数据的变异大小。倘若将离均差（X−μ）平方后相加得到 $\sum (X - \mu)^2$，即离均差平方和，就消除了正、负值的影响。但离均差平方和仍未考虑到观察值个数的影响，因为观察值个数越多，$\sum (X - \mu)^2$ 也越大。因此，用离均差平方和的平均值来反映个体值的变异程度，即方差。

总体方差记作 σ^2，计算公式为：$\sigma^2 = \dfrac{\sum (X - \mu)^2}{N}$，

样本方差记作 S^2，计算公式为：$S^2 = \dfrac{\sum (X - \bar{X})^2}{n - 1} = \dfrac{\sum X^2 - \dfrac{(\sum X)^2}{n}}{n - 1}$。

（4）标准差（standard deviation）：标准差是方差的正平方根。将均数和标准差一起使用，可用来描述正态分布资料的分布特征。计算公式为：

总体标准差记作 σ，$\sigma = \sqrt{\dfrac{\sum (X - \mu)^2}{N}}$

样本标准差记作 S，$S = \sqrt{\dfrac{\sum (X - \bar{X})^2}{n - 1}} = \sqrt{\dfrac{\sum X^2 - \dfrac{(\sum X)^2}{n}}{n - 1}}$

（5）变异系数（coefficient of variation，CV）：即标准差与算术均数之比。适用于度量衡单位不同的几组资料变异度的比较，以及度量衡单位相同但均数相差悬殊的数据的比较，变异度没有单位，表示的是相对离散程度。计算公式为：

$$CV = \dfrac{S}{\bar{X}} \times 100\%$$

（二）计数资料和等级资料的统计描述

计数资料的观测值是定性的，对其观察结果的分析常用率、构成比和相对比等统计量来描述。这些指标都是两个有联系的指标之比，所以统称为相对数。

1. **率**　反映某现象发生的频率，常以百分率（%）、千分率（‰）、万分率（1/10 000）、十万分率（1/100 000）等表示。计算公式为：

$$率 = \dfrac{某时期内发生某现象的观察单位数}{同期可能发生某现象的观察单位总数} \times 100\%（1000‰、100 000/100 000）$$

2. **构成比**　反映某事物内部各构成部分所占的比重或分布，通常以百分数（%）表示，

故又称为百分比。计算公式为：

$$构成比 = \frac{某一组成部分的观察单位数}{同一事物各组成部分的观察单位总数} \times 100\%$$

3．相对比　是两个相关指标之比，说明两指标间的比例关系。两个指标可以性质相同，例如，不同时期发病数之比；也可以性质不同，例如，护士人数与床位数之比。通常以倍数或百分数（%）表示。计算公式为：

$$相对比 = \frac{甲指标}{乙指标}(\times 100\%)$$

4．应用相对数时的注意事项

（1）分母不宜过小：计算率或构成比时，分母代表样本例数，一般来说，样本例数越大，计算的相对数也越可靠；若样本例数过小，则相对数偶然性大，可靠性差。例如，A 药治疗某病病人 100 人，60 人有效；B 药治疗同种疾病病人 5 人，3 人有效，两种药物的有效率都是 60%，但是，前者的计算基于较大的样本量，抽样误差小，样本有效率接近总体有效率的实际水平；后者的计算基于较小的样本量，抽样误差较大，不能保证样本有效率接近总体的实际水平。此时，以直接报告绝对数为宜。

（2）防止将构成比与率相混淆：构成比是说明某事物内部各组成部分所占的比重或分布，率是说明某现象发生的频率或强度，两者有着本质的不同。因此，在资料分析中，不能以构成比代替率。下面以表 7-3 为例说明构成比与率的区别。

表 7-3　某社区不同年龄段人群的高血压患病情况

年龄段（岁）	总人数（n）	病人人数（n）	构成比（%）	患病率（%）
18～40	200	10	5.0	5.0
41～59	300	30	15.0	10.0
60～	500	160	80.0	32.0
合计	1000	200	100.0	20.0

从表中可以看出，第三列为各年龄段高血压病人的绝对数，第四列为各年龄段高血压病人的构成比，如果据此认为 60 岁以上的老年人高血压患病率最高，则犯了以构成比代替率的错误。因为 80% 这一数字只能说明在高血压病人中，60 岁以上的病人占到了 80%，而不是 60 岁以上老年人的高血压患病率高达 80%，因为不能排除由于该年龄段总人数比较多而造成高血压病人多的可能性，只有通过将第三列的病人人数除以第二列的总人数，才能真正反映各年龄段人群的高血压患病情况。

（3）注意资料的可比性：在对相对数进行比较时，要注意其可比性，下列因素可能影响对比组之间的可比性：①观察对象是否同质、研究方法是否相同、观察时间是否相等，以及地区、经济、环境等是否一致或近似；②观察对象的内部结构是否相同，若两组资料的年龄、性别等构成不同，可以进行分层比较或对总率进行标准化后再作比较。

（4）对样本率（或构成比）的比较应作假设检验：对两组或两组以上的样本率（或构成比）进行比较时，不能仅凭数字表面大小下结论。而应进行样本率（或构成比）的假设检验。

三、统 计 推 断

（一）计量资料的统计推断

除了对获得的数据进行描述之外，研究者往往希望从中得到更多的信息。例如，研究者欲探讨乳腺癌健康教育项目对妇女乳腺癌预防知识的影响，随机选取了 200 例研究对象并将其分为两组,每组各 100 例,实施干预 3 个月后发现,干预组的知识得分为 34.6±2.7,对照组的知识得分为 30.4±3.1,问该干预方案对提高妇女的乳腺癌预防知识是否有效?此时,统计推断就提供了一个通过样本信息来了解总体特征的途径。

对于计量资料的统计推断,主要包括比较组间差异和分析变量之间的相关性。比较两组计量资料的均数之间有无差异时,若资料服从正态分布,常采用 t 检验(包括单样本 t 检验、两独立样本 t 检验、配对 t 检验);比较三组及三组以上计量资料的均数之间有无差异时,若资料服从正态分布且方差齐性,可采用方差分析。对于非正态分布或(和)方差不齐的资料,可进行变量变换或采用非参数检验(秩和检验)。若要分析两变量之间有无关联性,可进行相关分析。

1. 单样本 t 检验　即研究中只有一个样本,将已知样本均数 $\overline{X}$(代表未知总体均数 μ_1)与已知总体均数 μ_0 进行比较。目的是推断某样本是否来自某一总体。计算公式为:

$$t = \frac{\overline{X} - \mu_0}{S/\sqrt{n}}$$

式中:$\overline{X}$ 为样本均数,μ_0 为已知的总体均数,S 为样本标准差,n 为样本含量。

自由度 $v = n-1$

【例 7-2】　某研究者欲了解某地 20 岁正常男子的身高情况,测量了该地 20 名 20 岁正常男子的身高(cm),测量后所得结果如下:176.7、176.7、177.8、176.4、175.8、177.3、176.2、176.4、175.4、177.3、175.9、175.2、178.2、177.5、177.6、176.2、175.6、176.9、176.9、174.8。若一般 20 岁正常男子的平均身高为 171.3cm,则该地 20 岁男子的平均身高与一般 20 岁正常男子的平均身高是否有差别?

分析:该例中身高测量值为计量资料,欲比较某地 20 岁正常男子的身高(样本)与一般 20 岁正常男子的身高(已知总体均数 μ_0)有无差异,故采用单样本 t 检验,其假设检验步骤如下:

(1)建立检验假设,确定检验水准

H_0:$\mu_1 = \mu_0$　即该地 20 岁男子与一般 20 岁男子的平均身高相同。

H_1:$\mu_1 \neq \mu_0$　即该地 20 岁男子与一般 20 岁男子的平均身高不同。

$\alpha = 0.05$

(2)计算检验统计量

本例:$n=20$,经计算 $\overline{X} = 176.54$cm、$S = 0.92$cm,已知 $\mu_0 = 171.3$cm。将各值代入单样本 t 检验的计算公式:

$$t = \frac{\overline{X} - \mu_0}{S/\sqrt{n}} = \frac{176.54 - 171.3}{0.92/\sqrt{20}} = 25.47, v = n-1 = 19$$

(3)确定 P 值,做出推断结论

查 t 界值表得 $t_{0.05, 19} = 2.093$,因 25.47>2.093,故 $P<0.05$。按 $\alpha = 0.05$ 水准,拒绝 H_0,接受 H_1,可以认为该地 20 岁正常男子的身高与一般正常男子不同。

2. 两独立样本 t 检验　适用于两个独立样本(即组间对照)之间的均数比较。目的是推断两组样本各自所属总体的总体均数 μ_1 和 μ_2 是否有差别。计算公式为:

$$t = \frac{\left|\overline{X}_1 - \overline{X}_2\right|}{S_{\overline{X}_1 - \overline{X}_2}} = \frac{\left|\overline{X}_1 - \overline{X}_2\right|}{\sqrt{S_c^2\left(\frac{1}{n_1} + \frac{1}{n_2}\right)}}$$

$$v = n_1 + n_2 - 2$$

式中：n_1 和 n_2 分别为两样本含量，$\overline{X}_1$ 和 $\overline{X}_2$ 分别为两样本均数，S_c^2 为两样本的合并方差。当两个样本标准差 S_1 和 S_2 已知时，则合并方差 S_c^2 为：

$$S_c^2 = \frac{(n_1-1)\,S_1^2+(n_2-1)\,S_2^2}{n_1+n_2-2}$$

$$t = \frac{\left|\overline{X}_1-\overline{X}_2\right|}{\sqrt{\dfrac{\sum(X_1-\overline{X}_1)^2+\sum(X_2-\overline{X}_2)^2}{n_1+n_2-2}\left(\dfrac{1}{n_1}+\dfrac{1}{n_2}\right)}}$$

【例7-3】 某研究欲探讨早期出院对产妇育儿能力的影响，研究者使用育儿能力量表对住院时间多于 2 天的 10 名初产妇（A 组，正常出院组）和住院时间少于 2 天的 10 名初产妇（B 组，早期出院组）分别进行了调查，两组产妇均为正常自然分娩，研究发现：两组产妇的育儿能力得分分别为 25 和 19，问：正常出院的产妇与早期出院的产妇之间，其育儿能力是否存在差异？（即上述两组产妇育儿能力之间的差异是真的存在还是由于抽样误差所致？）两组产妇的得分如下：

A 组：30　27　25　20　24　32　17　18　28　29

B 组：23　17　22　18　20　26　16　13　21　14

分析：本例中产妇的育儿能力得分为计量资料，根据研究设计，宜选用两独立样本的 t 检验，假设检验步骤如下：

（1）建立检验假设，确定检验水准

$H_0: \mu_1 = \mu_2$　即正常出院与早期出院产妇的育儿能力相同。

$H_1: \mu_1 \neq \mu_2$　即正常出院与早期出院产妇的育儿能力不同。

$\alpha = 0.05$

（2）计算检验统计量

A组（正常出院组）			B组（早期出院组）		
X_1	$X_1-\overline{X}_1$	$\sum(X_1-\overline{X}_1)^2$	X_2	$X_2-\overline{X}_2$	$\sum(X_2-\overline{X}_2)^2$
30	5	25	23	4	16
27	2	4	17	−2	4
25	0	0	22	3	9
20	−5	25	18	−1	1
24	−1	1	20	1	1
32	7	49	26	7	49
17	−8	64	16	−3	9
18	−7	49	13	−6	36
28	3	9	21	2	4
29	4	16	14	−5	25
$\sum X_1=250$　$\sum(X_1-\overline{X}_1)^2=242$			$\sum X_2=190$　$\sum(X_2-\overline{X}_2)^2=154$		
$\overline{X}_1=25.0$			$\overline{X}_2=19.0$		

$$t = \frac{|25-19|}{\sqrt{\dfrac{242+154}{(10+10-2)}\left(\dfrac{1}{10}+\dfrac{1}{10}\right)}} = \frac{6}{\sqrt{(22)\times(0.2)}} = \frac{6}{\sqrt{4.4}} = \frac{6}{2.1} = 2.86$$

$$\upsilon = n_1+n_2-2 = 18$$

笔记

（3）确定P值，做出推断结论

查t界值表得$t_{0.05,18}=2.101$，因2.86>2.101，故$P<0.05$。按$\alpha=0.05$水准，拒绝H_0，接受H_1，可以认为正常出院的产妇与早期出院的产妇相比，育儿能力不同，正常出院的产妇其育儿能力优于早期出院的产妇。

3. 配对t检验 适用于配对设计的计量资料。配对设计是将研究对象按照某些重要特征（如性别等可疑混杂因素）配成对子，再将每对中的两个研究对象随机分配到两个处理组。配对设计主要有以下几种情形：①两同质研究对象配成对子，分别接受两种不同的处理；②同一研究对象分别接受两种不同的处理，如测量同一人的腋温和口温；③同一研究对象接受（一种）处理前后，即自身前后对照，如减肥前后体重的比较。

配对t检验的实质与单样本t检验相同，以上述第一种情况为例，两同质研究对象配对后分别接受两种不同的处理，若两处理效应相同，即$\mu_1=\mu_2$，即$\mu_1-\mu_2=0$（当成已知总体均数μ_0）。因此可将此类资料看成是差值的样本均数$\bar{d}$所代表的未知总体均数μ_d与已知总体均数$\mu_0=0$的比较，其检验统计量可按如下公式计算：

$$t=\frac{\bar{d}-\mu_d}{S_{\bar{d}}}=\frac{\bar{d}-0}{S_d/\sqrt{n}}=\frac{\bar{d}}{S_d/\sqrt{n}}, \nu=n-1$$

式中：$\bar{d}$为差值的均数，$S_{\bar{d}}$为差值的标准误，S_d为差值的标准差，n为对子数。

【例7-4】 为比较一种特殊饮食对老年人胆固醇水平的影响，研究者随机抽取了10名老年人并对其胆固醇水平进行了测量，并在实施饮食干预2个月后再次测量，结果如下（表7-4），问该饮食干预对老年人胆固醇水平是否有影响？

表7-4 饮食干预前后老年人胆固醇水平变化情况（mg/dl）

序号 （1）	干预前 （2）	干预后 （3）	差值d （4）=（2）-（3）	d^2 （5）=（4）^{2}
1	210	183	27	729
2	208	220	-12	144
3	180	190	-10	100
4	185	185	0	0
5	197	190	7	49
6	188	168	20	400
7	237	200	37	1369
8	176	182	-6	36
9	172	164	8	64
10	180	183	-3	9
合计			68	2900

分析：要分析的变量值胆固醇水平为计量资料，研究设计为自身前后比较，属于配对设计，应选用配对t检验，假设检验步骤如下：

（1）建立检验假设，确定检验水准

H_0：$\mu_d=0$，即饮食干预前后胆固醇水平不变。

H_1：$\mu_d\neq0$，即饮食干预前后胆固醇水平有变化。

$\alpha=0.05$。

笔记

（2）计算检验统计量

本例 $n=10$, $\sum d = 68$, $\sum d^2 = 2900$, $\bar{d} = \dfrac{\sum d}{n} = \dfrac{68}{10} = 6.8\text{mg}/\text{dl}$。

$$S_d = \sqrt{\frac{\sum d^2 - \dfrac{(\sum d)^2}{n}}{n-1}} = \sqrt{\frac{2900 - \dfrac{68^2}{10}}{10-1}} = 16.46\text{mg}/\text{dl}$$

$$S_{\bar{d}} = \frac{S_d}{\sqrt{n}} = \frac{16.46}{\sqrt{10}} = 5.21\text{mg}/\text{dl}$$

$$t = \frac{|\bar{d}|}{S_{\bar{d}}} = \frac{6.8}{5.21} = 1.305, \quad v = n-1 = 9$$

（3）确定 P 值，做出推断结论

查 t 界值表得：$t_{0.05,9} = 2.262$，因 $1.305 < 2.262$，故 $P > 0.05$。按 $\alpha = 0.05$ 的检验水准，不拒绝 H_0，差别无统计学意义，即尚不能认为该饮食干预对老年人的胆固醇水平有影响。

4. 方差分析　方差分析包括单因素方差分析、重复测量方差分析、协方差分析等。这里仅简单介绍单因素方差分析，适用于三组或三组以上独立样本之间的均数比较。

【例7-5】　某研究欲探讨不同干预方式的戒烟效果如何，研究者将吸烟者随机分成3组，并将有戒烟意愿的吸烟者均等地分到三组内，一组接受护士的宣教（A组）；另一组采用尼古丁贴片治疗（B组）；第三组则不接受任何处理（C组）。三个月后，通过测定三组吸烟者的香烟消耗量，来比较不同处理方法的戒烟效果有无差异。

分析：该研究将吸烟者随机分为三组，分别接受不同的干预，要分析的变量值香烟消耗量为计量资料，研究设计为三个独立样本之间的均数比较，故可采用单因素方差分析。

方差分析的统计量为 F 值，当 $P > 0.05$ 时，说明各组之间差异无统计学意义；当 $P \leq 0.05$ 时，说明各组间均数不全相等，但不能说明哪两个组之间存在统计学差异。此时应进一步做样本均数的两两比较，以判断哪两个组之间存在差异。方差分析的计算公式较为复杂，本书不做具体介绍，详见有关医学统计学教材。

5. Pearson 相关分析　用于分析两个变量之间的关联性，适用于两个变量均为计量资料且符合正态分布时。例如，分析癌症病人的社会支持与生活质量之间的相关性，社会支持得分与生活质量得分均为计量资料，若符合双变量正态分布，即可用 Pearson 相关分析来判断两个变量之间的相关性，Pearson 相关系数用 r 来表示，取值范围在 $-1 \sim 1$ 之间。r 值为正值表示正相关，r 值为负值表示负相关，r 的绝对值越大，表示两变量之间的关系越密切。一般认为，当 $|r| \geq 0.7$ 时，两变量为高度相关；当 $0.4 \leq |r| < 0.7$ 时，两变量为中度相关；当 $|r| < 0.4$ 时，两变量为低度相关，值得注意的是，计算出 r 值后，需对 r 值进行假设检验。

（二）计数资料的统计推断

两个或多个样本率/构成比的比较通常采用 χ^2 检验，也称卡方检验，可用于两个独立样本、配对设计样本、多个样本率或构成比之间的比较，χ^2 检验的实质是判断实际频数（actual frequency, A）与理论频数（theoretical frequency, T）之间的差别是否有统计学意义。若要分析两变量（其中一个或均为分类变量资料）之间有无关联性，可采用关联性分析。

1. 四格表资料的 χ^2 检验　用于两个样本率或构成比的比较。四格表是指由4个基本数据组成的表，这4个基本数据分别用 a、b、c、d 来表示（表7-5），其余数据都是由这4个基本数据推算出来的，这种资料称四格表资料。四格表资料 χ^2 检验的计算公式为：

笔记

（1）当总例数 $n \geq 40$ 且所有格子的理论频数 $T \geq 5$ 时，可以用：

1） χ^2 检验的基本公式

$$\chi^2 = \sum \frac{(A-T)^2}{T} \quad T_{RC} = \frac{n_R n_C}{n} \quad v = (行数-1) \times (列数-1)$$

式中：A 为实际频数，T 为理论频数，T_{RC} 为第 R 行第 C 列的理论频数，n_R 为每个格子所在行的合计，n_C 为每个格子所在列的合计，n 为总例数。

2）四格表资料 χ^2 检验的专用公式

$$\chi^2 = \frac{(ad-bc)^2 n}{(a+b)(c+d)(a+c)(b+d)}$$

式中：a、b、c、d 为四格表的实际频数，$(a+b)$、$(c+d)$、$(a+c)$、$(b+d)$ 为周边合计数，n 为总例数，$n = a+b+c+d$。

值得注意的是，与基本公式相比，该公式虽可免去逐个求理论频数的麻烦，但使用时仍需先计算出四格表中最小的 T 值，即最小行合计和最小列合计所对应的那一格子的理论频数。若最小的 $T \geq 5$，其他理论频数一定也大于 5。此时即可采用四格表专用公式计算 χ^2 值。如在下面的例题中，最小的理论频数即为：

$$T_{12} 和 T_{22} = \frac{100 \times 90}{200} = 45 > 5$$

（2）当 $n \geq 40$ 但有 $1 \leq T < 5$ 时，用四格表资料 χ^2 检验的校正公式：

$$\chi_C^2 = \sum \frac{(|A-T|-0.5)^2}{T} \ 或 \ \chi_C^2 = \frac{(|ad-bc|-n/2)^2 \times n}{(a+b)(c+d)(a+c)(b+d)}$$

（3）当 $n < 40$，或 $T < 1$ 时，用四格表资料的 Fisher 确切概率法：

$$P = \frac{(a+b)!(c+d)!(a+c)!(b+d)!}{a!b!c!d!n!}$$

【例7-6】　某护士探讨一种新的健康教育方法对病人是否采纳健康行为的影响，对照组采用常规护理方法，试验组采用新的健康教育方法，结果如下（表7-5），请问该健康教育方法对病人采纳健康行为是否有影响？

表7-5　两种护理方法对病人影响效果的比较

组别	有效人数	无效人数	合计	有效率（%）
试验组	70（a）	30（b）	100（a+b）	60.0
对照组	40（c）	60（d）	100（c+d）	40.0
合计	110（a+c）	90（b+d）	200（n）	55.0

分析：要分析的变量有效率为计数资料，且为两种护理方法有效率的比较，因此可选用四格表资料的 χ^2 检验，假设检验步骤如下：

（1）建立检验假设，确定检验水准

H_0：$\pi_1 = \pi_2$，即两组有效率相同。

H_1：$\pi_1 \neq \pi_2$，即两组有效率不同。

$\alpha = 0.05$。

（2）计算检验统计量 χ^2 值：①先计算理论频数 T：根据公式 $T_{RC} = \frac{n_R n_C}{n}$，$T_{11} = \frac{100 \times 110}{200} = 55$，其余类推。另外，四格表资料的行与列合计数是固定的，故可用减法求得其他格子的理论频数 T，如 $T_{12} = 100-55 = 45$，$T_{21} = 110-55 = 55$，$T_{22} = 90-45 = 45$。②总例数 $n = 200 > 40$，四个

笔记

格子中最小的 T 为 T_{12} 和 $T_{22}=45>5$，因此，可以采用基本公式计算 χ^2 值：把实际频数 A 与计算出的理论频数 T 代入公式：

$$\chi^2 = \sum \frac{(A-T)^2}{T} = \frac{(70-55)^2}{55} + \frac{(30-45)^2}{45} + \frac{(40-55)^2}{55} + \frac{(60-45)^2}{45} = 18.18$$

或直接套用四格表资料的专用公式计算 χ^2 值：

$$\chi^2 = \frac{(70 \times 60 - 30 \times 40)^2 200}{100 \times 100 \times 110 \times 90} = 18.18, \quad v = (2-1) \times (2-1) = 1$$

（3）确定 P 值，做出推断结论：查 χ^2 界值表，得 $\chi^2_{0.05,1} = 3.84$，本例 $\chi^2 = 18.18 > 3.84$，故 $P < 0.05$。按 $\alpha = 0.05$ 的检验水准，拒绝 H_0，接受 H_1，差别有统计学意义，即认为试验组与对照组有效率不同，新的健康教育方式有助于病人采纳健康行为。

2. 配对设计的 χ^2 检验　适用于配对设计的计数资料。计数资料的配对设计常用于两种检验方法、培养方法、诊断方法的比较。其特点是对样本中各观察单位分别用两种方法处理，然后观察两种处理方法的某两分类变量的计数结果。

配对设计的计数资料，其 χ^2 检验的计算公式如下：

（1）当 $b+c \geq 40$ 时，用专用公式：$\chi^2 = \dfrac{(b-c)^2}{b+c}$

（2）当 $b+c < 40$ 时，用校正公式：$\chi_C^2 = \dfrac{(|b-c|-1)^2}{b+c}$

【例 7-7】　某医师分别采取每个病人的末梢血与静脉血，检查其乙型肝炎抗原，结果如下（表 7-6）。问两种方法的检测结果有无差别？

表 7-6　末梢血与静脉血检查乙型肝炎抗原结果（例数）

静脉血	末梢血		合计
	阳性	阴性	
阳性	47(a)	3(b)	50
阴性	7(c)	243(d)	250
合计	54	246	300

分析：要分析的变量阳性率为计数资料，研究设计为自身配对资料的比较，因此应选用配对设计资料的 χ^2 检验。且 $b+c = 10 < 40$，因此可以使用配对设计 χ^2 检验的校正公式。

3. 行 × 列表 χ^2 检验　适用于多个样本率的比较、两个或多个样本构成比的比较。计算公式为：

（1）专用公式：当各格子的 $T \geq 1$，且 $1 \leq T < 5$ 的格子数不超过格子总数的 1/5 时，可以用专用公式计算：

$$\chi^2 = n\left(\sum \frac{A^2}{n_R n_C} - 1\right), \quad v = (\text{行数} - 1) \times (\text{列数} - 1)$$

式中：A 为各格子的实际频数，n_R 为每个格子所在行的合计，n_C 为每个格子所在列的合计，n 为总例数。

（2）当 $1 \leq T < 5$ 的格子数超过格子总数的 1/5，或有一个格子的 $T < 1$ 时，可通过以下方法解决：①增加样本含量，使理论频数 T 增大；②根据专业知识，考虑能否删去理论频数太小的行或列，或能否将理论频数太小的行或列与性质相近的邻行或邻列合并；③用 Fisher 确切概率法直接计算概率。

4. 双向无序分类资料的关联性检验　对于两个分类变量均为无序分类变量的行 × 列表

资料,又称为双向无序行 × 列表资料。此时,若要分析两个分类变量之间是否有关系及关系的密切程度,可以先使用行 × 列表 χ^2 检验来推断两个分类变量之间有无关系(或关联);在有关系的前提下,再进一步计算 Pearson 列联系数 C 来判断两者间关系的密切程度。其计算公式为:

$$C = \sqrt{\frac{\chi^2}{n + \chi^2}}$$

式中:χ^2 为行 × 列表资料的 χ^2 值,n 为样本含量。列联系数 C 取值范围在 0~1 之间。0 表示完全独立;1 表示完全相关;越接近于 0,关系越不密切;越接近于 1,关系越密切。

如例 7-6 所示,研究者欲探讨不同护理方式(常规护理组 / 健康教育组)与病人的健康行为之间有无关联性,由于"护理方式"与"病人是否采纳健康行为"两个变量的数据均为计数资料,此时可采用分类变量的关联性检验。首先进行 χ^2 检验,得出 $P<0.05$,两组之间有效率存在差异,此时可进一步计算列联系数 $C = \sqrt{\dfrac{18.18}{200 + 18.18}} = 0.2887$,由此可以看出,不同护理方式与病人的健康行为之间虽然有关联性,但列联系数 C 较小,虽然有统计学意义,可认为关系不太密切。

(三)等级资料的统计推断

1. 秩和检验　秩和检验属于非参数检验的方法,除了可以用于等级资料的统计推断外,还可以用于呈偏态分布的计量资料,以及一端或两端存在不确定数值的资料。

在资料分析的过程中,可以根据科研设计类型的不同,选用不同的秩和检验方法:①两个独立样本比较:可采用 Wilcoxon 秩和检验或 Mann-Whitney U 检验;②配对设计:可采用 Wixcoxon 符合秩和检验;③多个独立样本比较:可采用 Kruskal-Wallis H 秩和检验。下面以两个独立样本的秩和检验为例,介绍具体的运算方法。

【例 7-8】　某研究者欲探讨渐进性康复训练对乳腺癌病人术后肢体功能恢复的影响,将符合研究条件的 92 名乳腺癌病人随机分为干预组(46 名)和对照组(46 名),对照组接受乳腺癌术后常规护理,干预组接受常规护理的同时,给予 6 个月的渐进式康复训练,6 个月后评估两组病人的肩关节活动度,结果如下(表 7-7),问:该渐进式康复训练对乳腺癌病人的肩关节功能恢复有无作用?

表 7-7　两组病人的肩关节活动度比较

组别	总例数	关节活动度		
		差	中	好
干预组	46	2	20	24
对照组	46	16	15	15

分析:本题中要分析的变量肩关节活动度(好、中、差)为等级资料,研究设计上为两个独立样本(干预组和对照组)的比较,故采用两独立样本的秩和检验。假设检验步骤如下:

(1)建立检验假设,确定检验水准

H_0:两组病人的肩关节活动度相同。

H_1:两组病人的肩关节活动度不同。

$\alpha = 0.05$。

(2)计算检验统计量

1)编秩(表 7-8):先列出两样本各等级的例数,见第(2)栏和第(3)栏;再计算各等级的合计人数、秩次范围和平均秩次,见第(4)栏、第(5)栏和第(6)栏。

2)计算两样本各等级的秩和,见第(7)栏和第(8)栏。

表7-8　两组病人的肩关节活动度的等级与秩和计算

关节活动度 (1)	干预组 (2)	对照组 (3)	合计 (4)	秩次 范围 (5)	平均 秩次 (6)	秩和	
						干预组 (7)=(2)×(6)	对照组 (8)=(3)×(6)
差	2	16	18	1～18	9.5	19	152
中	20	15	35	19～53	36	720	540
好	24	15	39	54～92	73	1752	1095
合计	46(n_1)	46(n_2)	92	—	—	2491(T_1)	1787(T_2)

3）求检验统计量：当 n_1（两样本中例数较小者）≤10，且 n_2-n_1≤10 时，取 T_1 作为检验统计量，直接查 T 界值表得到 P 值范围。当 $n_1>10$ 或 $n_2-n_1>10$，超出 T 界值表的范围，可用正态近似法作 u 检验，令 $n_1+n_2=N$，按下式计算 u 值：

$$u = \frac{T-n_1(N+1)/2}{\sqrt{\dfrac{n_1 n_2(N+1)}{12}\left(1-\dfrac{\sum t_j^3 - t_j}{N^3-N}\right)}}$$ 式中 $t_j(j=1,2,\cdots)$ 为第 j 个相同秩的个数。

本例中，$n_1=46$，$n_2=46$，$N=46+46=92$，$\sum t_j^3 - t_j = (18^3-18)+(35^3-35)+(39^3-39)=$ 107 934，代入上述公式：

$$u = \frac{T-n_1(N+1)/2}{\sqrt{\dfrac{n_1 n_2(N+1)}{12}\left(1-\dfrac{\sum t_j^3 - t_j}{N^3-N}\right)}} = \frac{2491-46\times(92+1)/2}{\sqrt{\dfrac{46\times46\times(92+1)}{12}\left(1-\dfrac{107\,934}{92^3-92}\right)}} = 2.9617$$

（3）确定 P 值，做出统计推断

查 t 界值表 $t_{0.05,\infty}=1.96$，因 2.9617>1.96，故 $P<0.005$。按 $\alpha=0.05$ 的检验水准，拒绝 H_0，接受 H_1，差别有统计学意义，即认为该渐进式康复训练对乳腺癌术后病人的肩关节活动有作用。

2. Spearman 相关分析　适用于：①两个变量均为等级资料。②两个变量中一个为计量资料，另一个为等级资料。③两个变量虽均为计量资料，但不服从正态分布。例如，探讨乳腺癌术后病人的肢体功能（好、中、差）与其自我效能得分之间有无相关性时，因肢体功能为等级资料，自我效能得分为计量资料，此时即可采用 Spearman 等级相关分析，用等级相关系数 r_s 来说明两变量间关系的密切程度与相关方向，r_s 取值范围及含义与 r 相同。

知识拓展

相关与回归

在护理学研究中，研究者不仅会关心单个变量的变化，而且更多地会分析两个或两个以上变量之间的关系，如血压与年龄、体温与脉搏、护士所感受的压力与工作满意度等。相关与回归就是处理两个或多个变量间关系的统计方法。如果分析目的仅仅是为了了解变量间联系的密切程度和方向，可以用相关分析，如本章提到的 Pearson 相关分析和 Spearman 相关分析等；如果希望了解某变量对另一变量的影响，或根据某一变量来预测另一变量，则需用回归分析。最简单的回归分析是两个变量之间的直线回归分析，即研究一个因变量和一个自变量之间呈直线关系的统计分析方法；当研究中有一个因变量、多个自变量时（如探讨糖尿病人服药依从性与病程、年龄、社会支持等的关系），则需运用多重线性回归分析（因变量为计量资料）或 Logistic 回归分析（因变量为计数资料或等级资料）来探讨因变量与多个自变量之间的关系。

笔记

四、统计表和统计图

统计表和统计图是统计描述的一种重要方法，在研究报告或论文中，常将统计资料以图表的形式列出，不仅可以代替冗长的文字叙述，而且直观清楚，便于比较。

（一）统计表

1.统计表的结构及编制要求　统计表由文字、数字和线条等组成。编制规范的统计表需要遵循一定的要求。具体例子见表7-9、表7-10。

（1）标题：位于统计表的上方正中央，概括表的内容，包括表号和表题。

（2）标目：分为横标目和纵标目。横标目位于统计表的左侧，具有主语的含义，纵标目位于统计表的上方，具有谓语的含义。

（3）线条：统计表通常只有三条线：顶线、底线及纵标目下的分界线。统计表一般为三线表，有时在总标目和各纵标目之间，以及最后一行数字和合计之间，可以有一条横线。

（4）数字：一律使用阿拉伯数字，同一列的数字位数应一致，位次对齐。不应有数字时用"—"表示，数字为"0"时填写"0"。

（5）备注：需要说明时对被说明对象标记"*"等，并于表下方进行说明。

2.统计表的种类　统计表可分为简单表和组合表。

（1）简单表：统计表的主语只有一个层次。如表7-9只有试验分组（即是否干预）一个层次，也就是说只有一个分组标志，属于简单表。

表7-9　两组病人的肩关节活动度比较

组别	总例数	关节活动度		
		差	中	好
干预组	46	2	20	24
对照组	46	16	15	15

（2）组合表：统计表的主语有两个以上层次。

【例7-9】　分别对甲乙两个医院护士的临床操作技能进行考核，结果如下（表7-10），该表是将研究对象按职称和医院两个分组标志进行分层，属于组合表。

表7-10　甲乙两个医院不同职称护士的临床操作技能合格率比较

职称	甲医院			乙医院		
	总人数	通过人数	通过率（%）	总人数	通过人数	通过率（%）
初级	200	160	80.0	150	100	66.7
中级	100	90	90.0	90	73	81.1
高级	50	35	70.0	40	30	75.0
合计	350	285	81.4	280	203	72.5

（二）统计图

统计图是将统计资料以几何图形形象化地表达。常以点的位置、线段的升降、直条的长短或面积的大小等形式直观地表示事物间的数量关系，但表达较粗略。

1.统计图的绘制要求

（1）每个统计图均应有图号和图题，位于图的下方正中央，说明图的内容。

（2）在横轴下方和纵轴外侧必须用文字标明横纵轴各自代表的含义，如有单位应注明,刻度一般从左向右,自下而上,由小到大标注。纵轴刻度一般从 0 开始,需要折断时可用"//"符号表示。

（3）可用不同颜色或线条说明不同的事物,并于图的右上角附图例说明。

（4）为了美观,图的横纵比例一般为 7:5。

2. 统计图的种类

（1）圆图（pie graph）与百分条图（percent bar praph）:均适用于描述分类变量资料的各类别所占的构成比。圆图是以圆形总面积作为 100%,将其分割成若干个扇形表示事物内部各构成部分所占的比例。百分条图是以矩形总长度作为 100%,将其分割成不同长度的段表示各构成的比例。

下面以表 7-11 为例,绘制圆图和百分条图（图 7-1,图 7-2）。

表 7-11　某社区空巢老人婚姻状况构成情况

婚姻状况	人数	构成比(%)
已婚	100	50%
未婚	8	4%
离异	44	22%
丧偶	32	16%
分居	16	8%

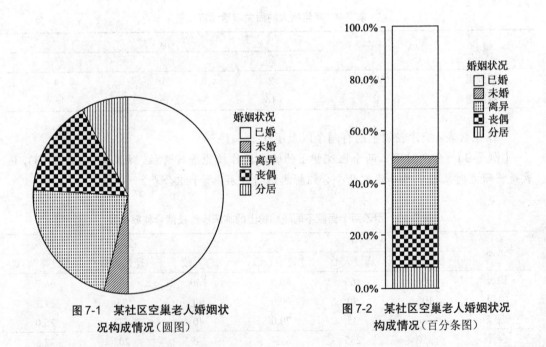

图 7-1　某社区空巢老人婚姻状
况构成情况（圆图）

图 7-2　某社区空巢老人婚姻状况
构成情况（百分条图）

（2）条图（bar graph）:是用相同宽度的直条长短表示相互独立的某统计指标值的大小。条图的直条刻度必须从 0 开始,各直条的宽度相等,间隔一般与直条等宽或为其一半,直条排列顺序可按指标值大小排列,也可按分组的自然顺序排列。如表 7-11 的资料也可绘制成如下条图（图 7-3）。

（3）线图（line graph）:是用线段的升降来表示数值的变化,适合于描述某统计量随另一连续性数值变量变化而变化的趋势,常用于描述统计量随时间变化而变化的趋势。

在绘制线图时,相邻的两点间用直线连接,不可修成光滑曲线。不同指标或组别可以用不同的线段如实线、虚线等表示,并附图例说明(图7-4)。

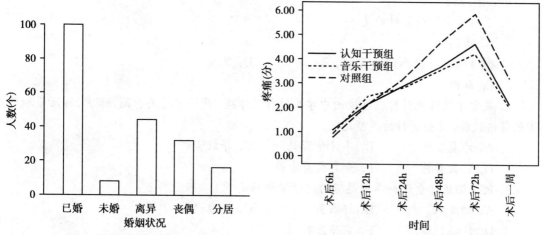

图7-3 某社区空巢老人婚姻状况构成情况(条图)　图7-4 三组关节置换术病人的术后疼痛变化情况

(4) 散点图(scatter plot):是用于表示两个变量或多个变量之间有无相关关系的统计图。常用的简单散点图来表示两个变量之间的关系,如用于反映身高和体重的关系,血压和年龄的关系等,在相关分析和回归分析中,散点图是一个十分重要的工具(具体图形及软件操作过程见实验指导部分)。

(5) 直方图(histogram):由一些紧密相连的直条组成,主要用于表示连续变量的频数分布,不是以直条的高度而是以各矩形的面积代表各组段的频数和数量的大小,适用于计量资料。如针对前面例7-1的资料,除了可以编制频数分布表外,还可以绘制直方图(图7-5)。

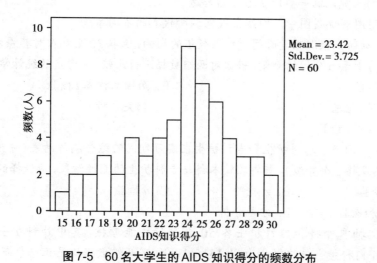

图7-5 60名大学生的AIDS知识得分的频数分布

(赵燕利)

 思考与练习

一、选择题

1. 下列属于计数资料的是
    A. 身高　　　　　　　　　　　B. 性别
    C. 疗效（治愈、好转、无效、恶化）　　D. 体重
    E. 血糖

2. 某中学校医院对所在学校的中学生进行了体检，获得了有关身高、体重、肺活量和胸围的具体数据，这些资料的类型是
    A. 计量资料　　　B. 半计量资料　　　C. 等级资料
    D. 计数资料　　　E. 分类变量资料

3. 用于描述计量资料集中趋势的统计学指标是
    A. 构成比　　　B. 标准差　　　C. 标准误
    D. 均数　　　　E. 变异系数

4. 下列有关概率 P 的描述正确的选项是
    A. P 值范围在 -1～1 之间
    B. 在统计分析中一般将 $P \leq 0.1$ 称为小概率事件
    C. P 值越趋近于 1，表示某事件发生的可能性越小
    D. 在假设检验中，当 $P \leq \alpha$ 时，则拒绝 H_0，接受 H_1
    E. 在假设检验中，当 $P \leq \alpha$ 时，可得出差异无统计学意义的结论

5. 下列有关绘制统计图的要求不正确的是
    A. 根据资料性质和分析目的决定合适图形
    B. 图号和图题写在图的上方
    C. 纵轴和横轴上要有刻度和单位
    D. 图的长宽比例一般以 7∶5 左右合适
    E. 使用图例说明图中不同线条或色调所代表的不同事物

6. 某护士欲研究腋温测量时间对体温数值的影响，选取 30 名病人对其左右两侧的腋温分别进行了 3 分钟和 5 分钟的测量，若欲对两组数据进行比较，应考虑的统计学分析方法是
    A. χ^2 检验　　　　　　B. 两独立样本 t 检验
    C. 配对 t 检验　　　　　D. 相关分析
    E. 单样本 t 检验

7. 某研究者调查了本科护生和专科护生在实习期间的综合测评结果（分为优秀、良好、中等、及格、不及格 5 个等级），若要比较本科与专科护生的测评结果，应选择的统计方法是
    A. t 检验　　　B. χ^2 检验　　　C. u 检验
    D. 秩和检验　　　E. 方差分析

8. 某医院抽取外科和内科护士各 50 名进行技能考核，其中外科护士平均得分为 86.08±4.15 分，内科护士平均得分为 88.15±5.03 分，若两组数据均呈正态分布，为判断内外科护士的技能操作水平之间是否存在差异，可选用的统计学分析方法是
    A. χ^2 检验　　　　　　B. 两独立样本 t 检验
    C. 秩和检验　　　　　　　D. 配对 t 检验
    E. 相关分析

9. 某大学人事部门对各学院教师的职称构成情况进行调查，并获得了相应数据，欲用

98

统计图的形式表示出各职称的构成比,应最好选用

  A. 频数分布图 B. 直条图 C. 百分条图

  D. 线图 E. 散点图

10. 某医院对本院从 2012 年 1~12 月的院内感染发生率进行了统计,欲用统计图的形式反映出各个月的院内感染发生率的变化趋势,应最好选用下列哪一种类型的统计图

  A. 圆图 B. 线图 C. 直条图

  D. 百分条图 E. 散点图

11. 若要描述某医院护理人员的职称构成情况,下列统计图中较为合适的是

  A. 线图 B. 条图 C. 圆图

  D. 直方图 E. 散点图

(12~13题共用题干)

  某护士欲了解临床护士的焦虑水平,采用焦虑自评量表分别对急诊科和普通病房的各 100 名护士进行了调查。

12. 若要比较急诊科护士与普通病房护士的焦虑自评量表得分有无差异,应选择的统计学分析方法是

  A. 四格表 χ^2 检验   B. 配对 t 检验

  C. 两独立样本 t 检验   D. 相关分析

  E. 单样本 t 检验

13. 若以 40 分为界,将量表得分转化为有焦虑和无焦虑,并统计急诊科和普通病房存在焦虑情况的护士人数,分别有 26 名和 19 名,此时欲比较两组护士焦虑的发生率有无差异,应选择的统计学分析方法是

  A. 四格表 χ^2 检验   B. 配对 t 检验

  C. 两独立样本 t 检验   D. 相关分析

  E. 单样本 t 检验

二、思考题

1. 某研究人员使用工作满意度量表同时调查了 50 名临床护士和 50 名社区护士,结果:临床护士的工作满意度平均得分为 35.2,社区护士的工作满意度平均得分为 33.6,两组比较计算出 t 值为 1.89,查 t 界值表已知 $t_{0.05/2, 98} = 1.98$,试对该结果进行解释。

2. 已知有三组癌症病人(乳腺癌、卵巢癌、肺癌),每组各 50 人,使用某焦虑量表对三组病人的焦虑水平进行测量后发现,乳腺癌、卵巢癌、肺癌病人的焦虑平均分分别为 25.8、29.3、23.4,已知检验水准为 0.05,检验统计量经计算为 4.43。

请问:

(1) 在对该资料的分析中,使用了何种统计分析方法?

(2) 若该检验统计量大于检验界值,如何对检验结果做出推论?

(3) 能否据此结果判断出卵巢癌的焦虑水平高于其他两组病人?

(4) 若需比较乳腺癌与卵巢癌病人的焦虑水平,可否进行 t 检验?

3. 针对下列变量,请选择合适的检验统计量来说明两者之间的关系。

(1) 变量 1 代表 100 名病人的体重,变量 2 代表该 100 名病人的静息心率。

(2) 变量 1 代表病人的社会支持状况(高、中、低),变量 2 代表病人的术前焦虑水平。

(3) 变量 1 代表截肢病人的截肢水平(在膝关节上还是下),变量 2 代表该病人在康复期间是否显示激越行为。

4. 某医院护理部从全院外科护士和内科护士中各抽取 40 名进行技术考核,其中外科护士的技术合格率为 75%,内科护士技术考核合格率为 82.5%。

请问：

（1）应选择何种统计方法比较内外科护士的技术合格率？

（2）在 SPSS 软件中建立数据文件，并输出比较结果。

5．某护士在对社区糖尿病病人进行服药依从性的护理干预中得到如下结果，请选用适当的统计图进行描述。

护理干预后糖尿病病人服药依从性的变化

组别	干预前	干预后			
		2 周	1 个月	2 个月	4 个月
干预组	23.5	28.7	32.5	40.6	36.5
对照组	22.6	23.9	25.7	22.6	21.8

笔记

第八章 护理论文的撰写

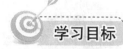
学习目标

1. 掌握护理科研论文的书写格式。
2. 熟悉综述论文、个案论文的书写格式。
3. 了解科研论文的评价方法。
4. 能阅读护理科研论文,说出其研究目的、方法、结果和结论。
5. 具有一定的科研思维能力,具备撰写护理论文的基本能力。

护理论文的撰写是护理研究的重要环节。护理论文是护理工作者在科学研究及临床实践的基础上,将护理学科领域中的研究成果、新的理论、护理技术及临床经验等进行整理、归纳、分析而撰写的总结性文章。**护理论文按照论文的体裁可分为论著(科研论文)、综述、案例报告、经验交流、评论等类型**;按照论文内容可分为临床护理、基础护理、护理管理、护理教育、社区护理、护理心理、健康教育等类型。护理论文表达研究的学术观点,促进研究成果的传播、推广和应用,为推动临床护理实践和护理学科的发展积累循证依据。撰写护理论文时应遵循创新性、科学性、实用性和规范性的原则。

第一节 护理科研论文的撰写

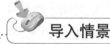
导入情景

某护士在医院呼吸内科工作,她以过渡性护理模式为指导,对慢性阻塞性肺疾病病人开展了过渡期护理干预,并通过测量病人干预前后服药依从性、生活质量、呼吸困难等变量评价干预效果。

请思考:

1. 护士拟将该研究结果撰写成论文,科研论文的格式有何要求?
2. 撰写护理科研论文时应注意什么事项?

护理科研论文是护理工作者以护理及相关学科理论为指导,运用量性研究或质性研究方法,对研究资料进行整理分析、归纳推理后所撰写的具有科学性、创新性的论述性文章。

一、护理科研论文的书写格式

护理科研论文一般包括以下几部分:文题、作者署名、摘要、关键词、正文和参考文献等。

笔记

（一）文题

论文的文题（title），又称题名、标题或题目，一般包括研究对象、研究变量或现象、干预因素等方面的内容，能简明、准确表达论文的主题。例如，"功能失调性认知对孕妇抑郁情绪的影响"，其中"孕妇"是研究对象，"功能失调性认知"和"抑郁情绪"为研究的变量；又如"过渡期护理干预对慢性阻塞性肺疾病病人服药依从性和生活质量的影响"，其中"慢性阻塞性肺疾病病人"是研究对象，"过渡期护理干预"是干预措施，"服药依从性和生活质量"为研究的变量。

（二）作者署名

作者（author）是负责或参与研究选题、研究设计、资料分析或解释、论文撰写等工作的人员，必须用真名署名。若作者在两人以上时，应按照实际贡献大小排列先后名次，第一作者应是研究设计和论文撰写的主要人员。论文可设通讯作者（corresponding author），通讯作者可以是第一作者，也可以是其他作者，但通讯作者是论文的主要责任人，对论文的科学性、创新性、可信性负主要责任。对于研究过程和论文撰写过程中给予过指导的人，在征得其同意后，可列入文末的致谢中，感谢和肯定他们对本研究的指导和贡献。作者署名后应写明作者工作单位、联系方式等，便于读者、编辑与作者沟通联系。

（三）摘要和关键词

摘要（abstract）是在正文之前对本研究的简要描述，使读者能迅速了解论文的主要内容。**科研论文的摘要为结构式摘要，包括目的（objective）、方法（method）、结果（result）、结论（conclusion）等部分。**"目的"说明研究的目的及要解决的问题，"方法"简述研究的设计，包括研究对象、研究内容、资料收集方法、统计学分析方法等，"结果"简要列出主要的研究数据结果或分析结果，说明统计学意义和临床意义，"结论"说明本研究得出的结论、待解决和需要进一步研究的问题，一般以200～300字为宜。

关键词（keyword）是从论文中选取的表达论文主要内容的具有实质性意义的词或词组，使读者能够了解论文的主题，并可帮助读者通过关键词检索文献。一篇论文可选用3～5个关键词，可从文题、摘要、层次标题等中选择。关键词尽量选用美国国立医学图书馆（U.S. National Library of Medicine）出版的《医学索引》（*Index Medicus*）中医学主题词表（Medical Subject Heading，MeSH）内所列的词，其中文译名可参照中国医学科学院信息研究所编译的《医学主题词注释字顺表》（Medical Subject Headings Annotated Alphabetic List，MeSHAAL），未被词表收录的新的专业术语可作为自由词列为关键词。

（四）正文

护理科研论文的正文部分遵循 IMRAD 格式，即前言（introduction）、研究方法（method）、结果（result）和讨论（discussion）。

前言又称引言、导言或研究背景，内容包括研究背景、与本研究有关的国内外研究现状与进展、本研究要解决的问题、研究目的和意义等，应紧扣主题，言简意赅，使读者对论文有概括的了解，以引出下文。英文缩写词首次出现时，应给出中文全称和英文全拼。

研究方法可以分为研究设计（research design）、研究对象（sample）、资料收集方法（data collection）、分析方法（analysis）等部分。研究设计部分应简要说明研究设计方案，如采用"随机对照试验"、"自身前后对照研究"、"描述性研究"等。如果研究涉及干预，应介绍干预的内容、方法、干预时间、持续时间、干预人员的组织等，同时应描述对对照组实施的护理。研究对象部分要描述研究对象的来源、纳入标准和排除标准、抽样方法、分组方法、样本量及计算过程、年龄、性别等一般人口学资料。资料收集方法部分包括资料收集的起止时间和内容、具体步骤，如招募研究对象的方法、发放和回收问卷方法、评定量表的测量方法、访谈法、观察法、生物医学测量法等的介绍，此外，还应说明研究是否通过了伦理委员会的审查,研究对象是否知情同意等伦理问题。如果采用评定量表收集资料,应说明量表的主要内容、信度和效度、评分标准和结果判断标准等。如果采用自行设计的问卷,应介绍问卷的内容效度验证方法、问卷内容、结果的判断方法等。分析方法部分说明对收集的数据资料所使用的统计学处理方法及统计学软件名称,如 t 检验、相关分析、回归分析等。

在结果部分,对收集的数据或观察的现象,经整理、统计处理、分析后,用文字叙述、统计图或表格的形式描述报告。无论结果是阳性还是阴性,对研究假设是证实或证伪,均应实事求是具体地报告结果。文字叙述应重点突出,用具体数据或提炼的质性研究主题反映结果。经统计学处理后的数据应给出具体的统计值,如百分比、标准差、t 值、卡方值、P 值等。表格多采用三线表,表号和表题列于表格的上方。图的展示可有圆图、条图、线图、直方图、散点图等,起到形象直观的效果,亦可采用原始图片或照片。

讨论部分是针对研究结果进行解释、分析、推理和评价,对以下方面进行探讨:结果的含义、支持结果的依据、对结果的解释、得出的结论、本研究的创新点、对护理理论、护理实践的指导意义、研究的局限性、今后的研究方向或思路等。撰写时必须紧扣本研究结果,可结合相关理论和以往的研究讨论,并准确标引文献。

(五)参考文献

参考文献(reference)是论文中引用过的期刊论文、学位论文、专著、研究报告、专利文献、电子文献等,与论文的立题、方法、结果和讨论密切相关,提示信息的来源。引用的参考文献必须是作者亲自阅读过的公开发表的文献,未发表的资料、内部刊物等不宜作为参考文献。引用的论点必须与原文相符,也可在理解原文论点的基础上,用自己的语言总结和表述。避免直接引用所阅读文献中的引用观点,若须引用时,应按照所阅读文献中的参考文献指引查找原文,直接引用原文的观点。引用的观点或结论应在论文中注明其来源。

参考文献著录格式一般按照国家标准《文后参考文献著录规则》(GB/T7714-2005)要求著录。参考文献中的作者,无论中、外文姓名均为姓在前,名在后,3 名及以内作者全部列出,3 名以上只列出前 3 名,后加",等"或"et al"表示。中文期刊名称用全名,外文期刊名称可用缩写,以 *Index Medicus* 中的格式为准。文献类型标志中期刊用 [J],专著用 [M]。①期刊文献著录格式:主要作者. 文题 [J]. 刊名,出版年份,卷次(期号):起止页码;②专著著录格式:主要作者. 书名 [M]. 版次(第1版不列). 出版地:出版者,出版年份,起止页码。例如:

龙周婷,曹枫林,曹丹凤,等. 功能失调性认知对孕妇抑郁情绪的影响 [J]. 护理研究,2012,26(10B):2722-2723

胡雁. 护理研究 [M]. 第4版. 北京:人民卫生出版社,2012,203

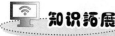 **知识拓展**

期刊基本知识

护理人员完成护理论文的写作后,可向相关刊物投稿发表。目前国内正式出版的期刊均有国内刊号(CN号),CN号包括地区号、序号(范围为 1000-5988)和期刊分类号(即中图分类号),如中华护理杂志的国内刊号为 CN 11-2234/R,其中 11 为北京地区号,2234 为序号,R 为期刊分类号。很多杂志同时具有国内刊号和国际刊号,如中华护理杂志的国际刊号为 ISSN 0254-1769。

判断国内期刊是否正式出版刊物可以通过查询其是否具有 CN 号。可登陆"中华人民共和国新闻出版总署"网站,在"办事服务"→"便民查询"→"新闻出版机构查询"→"期刊/期刊社查询"栏目中,填写期刊名称,即可查询到期刊的刊号。解放军系列杂志及内部发行刊物暂时无法查询。此外,还可以通过"中国记者网"查询期刊的刊号。

二、论文实例分析

（一）文题、摘要和关键词

文题　过渡期护理干预对 COPD 患者照顾者应对方式的影响

摘要　目的：探讨过渡期护理干预对 COPD 患者照顾者应对方式的影响。方法：81 名 COPD 患者照顾者随机分为干预组和对照组，干预组以过渡期护理模式为依据实行护理干预；对照组给予常规护理。住院时和出院后 8 周对患者照顾者进行家属简易应对方式问卷评估。结果：干预组应对方式得分优于对照组，差异具有统计学意义（$P<0.001$）。结论：运用过渡期护理模式为 COPD 患者照顾者提供过渡期护理，有利于提高其应对能力。

关键词　照顾者；慢性阻塞性肺疾病；过渡期护理；应对方式

文题能表达论文的主题，其中"COPD 患者照顾者"是研究对象，"过渡期护理干预"是干预措施，"应对方式"为研究的变量。摘要为结构式，设有目的、方法、结果和结论四部分，概括了论文的主要内容，使读者能迅速了解研究的概况。

（二）前言

慢性阻塞性肺疾病（chronic obstructive pulmonary disease，COPD）是一种具有气流受限特征的疾病，我国七省市的流行病调查发现 40 岁以上人群的 COPD 患病率为 8.2%[1]，COPD 病程长，迁延不愈，严重影响患者的日常活动能力，而患者照顾者在陪护和应对疾病的过程中，同样遇到各种困扰和心理问题。过渡期护理模式[2]（transitional care model，TCM）是指当病人在疾病诊疗和康复阶段，护士为确保过渡期间护理工作的协调与连续而采取的一系列相应的护理行为，目标是降低急性发作、再入院次数和延长发作间隔的时间，降低患者医疗费用，提高生活质量。COPD 患者从急性发作到进入康复阶段一般为 4～6 周[3]，在这一阶段，正确、有效的家庭护理能提高患者的生活质量和肺功能[4]，患者照顾者成为家庭护理的关键。目前国内对于 COPD 患者照顾者进行过渡期护理干预并评价的研究报道较少，本研究探讨过渡期护理干预对 COPD 患者照顾者应对方式的影响，为提高 COPD 患者照顾者的应对能力，改善家庭生活质量提供循证依据。

前言部分介绍了研究问题的背景（COPD 病人照顾者在陪护过程中受到的影响）、过渡期护理模式的定义、选题的理由（病人照顾者的重要性）、本研究要解决的问题（过渡期护理干预能否改善 COPD 病人照顾者的应对方式）、研究目的和意义等。

（三）研究方法

研究对象：选取 2011 年 9 月～2012 年 7 月广州某综合性医院因 COPD 急性发作入院患者的照顾者 125 人，随机分成干预组和对照组，最后完成随访和评估的干预组 43 例，平均年龄（57.14±10.90）岁，对照组 38 例，平均年龄（57.71±9.85）岁。对两组进行均衡性分析，差异不具有统计学意义（$P>0.05$）。COPD 诊断符合《2011 年慢性阻塞性肺疾病诊治指南》标准[5]。研究得到医院伦理委员会审查同意，研究对象均签署了知情同意书。

方法：①患者住院时和出院第 8 周，使用家属简易应对方式量表（Simplified Coping Style Questionnaire，SCSQ）[7]评定两组照顾者的疾病应对情况。量表由积极应对和消极应对两个维度共 20 个条目组成，重测相关系数为 0.89，Cronbach's α 系数为 0.90；②干预组患者住院时，研究人员对 COPD 患者和照顾者进行疾病知识和应对方式的指导，主要内容为 COPD 急性发作的治疗和药物使用方法、缓解 COPD 症状和家庭康复方法、疾病自我管理等三大方面[8]。患者出院后通过电话随访和门诊访视等形式，指导照顾者帮助患

笔记

者进行运动和呼吸康复。对照组住院和出院均予常规护理；③运用 SPSS19.0 对资料进行统计分析，描述资料以均值±标准差 $(\bar{x}\pm s)$ 表示，两组间比较采用 t 检验和 Wilcoxon 符号秩和检验。

方法部分首先描述了研究对象的来源（广州）、收集资料的时间、分组方式（随机分组）、研究对象的一般资料等，确定了观察项目（照顾者疾病应对情况），简要说明测量工具（SCSQ）的内容、信度等，并介绍护理干预的内容、方法、时间及对照组的护理等，并确定了统计学处理方法。

（四）结果

1. 干预前两组 COPD 患者照顾者应对方式评分的均衡性比较　在双侧 $\alpha=0.05$ 检验水准下，干预前对两组照顾者应对方式评分均衡性进行比较，差异无统计学意义（$P>0.05$），两组具有可比性（表1）。

表1　两组 COPD 患者照顾者应对方式评分的均衡性比较

项目	干预组（$n=43$）	对照组（$n=38$）	t/Z	P
总分	33.33±5.40	32.53±5.08	0.684	0.496
积极应对因子	22.40±4.31	21.55±2.95	1.014	0.314
消极应对因子	10.77±3.08	10.87±3.17	−0.591	0.554

2. 干预后两组 COPD 患者照顾者应对方式评分的组内前后比较　在双侧 $\alpha=0.05$ 检验水准下，干预组照顾者干预前后积极应对因子和消极应对因子评分改变比对照组明显，差异具有统计学意义（$P<0.01$）（表2，表3）。

表2　干预组 COPD 患者照顾者应对方式评分组内比较（$n=43$）

项目	干预前	干预后	t	P
总分	33.33±5.40	38.21±2.77	−8.783	0.000
积极应对因子	22.40±4.31	32.23±2.28	−19.843	0.000
消极应对因子	10.77±3.08	5.98±1.66	15.385	0.000

表3　对照组 COPD 患者照顾者应对方式评分组内比较（略）

3. 两组 COPD 患者照顾者应对方式评分的组间比较　在双侧 $\alpha=0.05$ 检验水准下，两组 COPD 患者照顾者干预后应对方式评分变化显著，差异具有统计学意义（$P<0.01$）（表4）。

表4　两组 COPD 患者家属的简易应对方式的组间比较（略）

本研究对收集的数据资料进行统计学处理和分析后，主要以表格的形式归纳报告研究结果，表格内的内容不需用文字重复叙述，收集的原始数据不需罗列在结果报告中。因图表所占篇幅较大，一篇论文中不宜有过多图表，尽可能用文字叙述报告结果。

（五）讨论（节选）

1. COPD 患者照顾者应对方式的特点　应对是个体对现实环境变化有意识、有目的和灵活的调节行为[7]。本研究显示，81 名患者照顾者的积极应对得分大于消极应对得分，与国内对慢性病照顾者应对方式的研究结果一致[11,13]。COPD 患者照顾者在面对亲人的疾病以及长期的照顾过程中，在一定程度上接受了亲人患病的事实，较多采用了积极的应对方式。但是部分照顾者存在消极应对得分较高的情况，可能由于患者病程短，照顾者得知患病的时间较短，疾病不确定因素多，感知比他人更强烈，在一定程度上限制了他们在疾病管理上的适应和应对策略[12]，无法积极乐观地正视亲人患病后所带来的经济及精神负担。因此，临床护士应帮助照顾者建立积极的应对方式，以良好的心态面对亲人的疾病,有效地应对疾病变化,协助患者做好疾病管理,配合治疗。当患者和照顾者遇到困难时,能主动获得信息支持与帮助,积极寻求解决问题的方式,最终改善生活质量。

2. 过渡期护理(TCM)提供针对性护理干预,帮助患者照顾者建立积极的应对方式　本研究显示,以 TCM 为基础的护理对 COPD 患者和照顾者干预效果明显。文献显示,COPD 急性加重期患者经住院治疗和护理转入康复期,仍然存在很多不确定因素困扰患者和照顾者,甚至在出院后因患者再次急性发作,不得不二次入院的比率高达 15%[15]。学者认为,患者和照顾者的应对方式是以患者为本的治疗方法中的重要部分[17],照顾者的应对方式是其自身的心理社会功能,是影响患者康复的一个决定因素[18]。通过对应对方式的干预可以改善照顾者的应对能力和患者的生活质量。因此,在疾病急性发作到康复这一过渡阶段,应建立良好的护患关系,加强健康教育,向患者及其照顾者介绍疾病的病因、症状、体征、预后以及生活方式与疾病的相关性,了解他们对疾病知识的理解误区,提供康复保健和行为指导,提高对疾病急性发作的应对和适应能力,建立积极的应对方式,同时加强照顾者的心理社会功能,提高整个家庭的生活质量。本研究中,在住院时和院后康复中,运用 TCM 为基础的护理对照顾者实施干预,使护理人员和照顾者建立了联系,能够及时、准确地反馈患者出院后出现的困难,提供及时指导和干预,帮助稳定患者病情,协助照顾者建立积极的应对方式,提高照护的信心和能力。

3. TCM 在我国慢性非传染性疾病管理中的发展和运用　COPD 为四大慢性非传染性疾病(简称慢性病)之一,在慢性病危险因素位列第四[19]。2012 第三届中国慢病管理大会指出[20],慢性病管理是预防严重慢性病并发症发生、遏制慢性病流行的关键,要建成以家庭为基础、社区为依托、专业机构为指导、社会广泛参与的慢病预防控制格局。与其他护理模式的关注点比较,TCM 强调的主要目标基本和慢病管理的内涵一致。因此,在我国医疗卫生机构和患病人群中广泛地开展过渡期护理干预,将可以使更多的慢病患者获益。随着社区卫生及家庭服务的大力发展,将有一批高素质的护理人才走入社区、家庭等卫生服务场所,成为推动 COPD 慢病管理的发展和过渡期护理的主要力量。今后应进一步研究过渡期护理模式在社区和家庭等卫生服务场所的应用,为慢病管理提供循证依据。

讨论部分首先分析了 COPD 患者照顾者应对疾病方式的特点,得出过渡期护理(TCM)能够提供针对性护理干预,帮助患者照顾者建立积极的应对方式的结论,并分析了该结论的依据,与他人研究进行了比较,阐述了本研究的创新点及对护理实践工作的指导作用,最后提出 TCM 在我国慢性非传染性疾病管理中的发展和运用,提出今后的研究方向。

(六) 参考文献(节选)

[4] 王志娟,谢连珍,秦小华. 家庭护理干预对提高慢性阻塞性肺疾病患者生活质量和肺功能的影响 [J]. 中国实用护理杂志,2008,24(5):17-19

[8] 万欢英,时国朝. 慢性阻塞性肺疾病患者管理手册 [M]. 上海交通大学出版社,2011

[15] Wong F K, Ho M M, Yeung S, et al. Effects of a health-social partnership transitional program on hospital readmission: a randomized controlled trial [J].Soc Sci Med, 2011, 73(7): 960-969

(来源:曾丽智. 过渡期护理干预对 COPD 患者服药依从性和生活质量的影响 [D]. 广州:广州医科大学,2013)

参考文献与本研究相关,并按照著录格式要求书写,均为作者阅读过的文献。

课题研究结束后,应完成科研论文的写作,请同行阅读并提出意见和建议,反复修改后向相关刊物投稿。投稿前须仔细阅读该期刊的"投稿须知",按照投稿要求格式修改论文后寄出,勿一稿多投。

第二节　护理综述论文的撰写

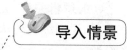 导入情景

　　某护士在确定研究课题前,需要了解关于慢性阻塞性肺疾病病人在进行肺康复时护理人员对其心理干预的研究现状及进展。

　　请思考:

　　1. 护士已通过文献检索,查阅了近 10 年的相关文献,如何将大量的文献归纳、分析、总结形成一篇关于该护理问题的综述?

　　2. 综述撰写的格式有何要求?

　　护理综述(review)论文是指围绕综述的选题,在检索、阅读大量相关文献的基础上,对已发表的一次文献进行整理、归纳、分析和评价,形成对某一护理专题的现状、研究进展和发展趋势等的概述性评论性论文。综述提供了护理专题最新的研究信息,使读者在短时间内获取大量相关信息,并为研究人员科研课题的确定、科研思路的形成提供依据。

　　确定综述的选题后,应收集和阅读相关中文、英文文献,一般选择近 5 年内公开发表的文献资料阅读,并做好摘录,摘录内容包括作者、文题、刊名、年、卷、期、起止页、研究目的、研究方法、主要结果和结论等。在文献阅读过程中,应根据整理归类情况确定写作提纲,包括前言内容和正文的各级标题,并将文献按照相应标题分类归纳,理清写作思路。

一、护理综述论文的书写格式

　　综述论文一般包括以下几部分: 文题、作者署名、摘要、关键词、正文和参考文献等。作者署名、关键词部分的要求如前所述。

　　(一)文题

　　综述的文题一般包括综述涉及的对象及说明语,如"仿真模拟教学在护理专业中的应用",其中"护理专业仿真模拟教学"是综述的对象,"应用"是说明语。常用的说明语还有:"研究进展"、"护理进展"、"因素分析"、"现状分析"、"应用现状及发展趋势"等。

　　(二)摘要

　　综述的摘要采用指示性摘要的格式,内容包括对综述主题的概括性描述、针对本专题研究现状及进展提出的建议等,不涉及选题背景、意义、数据和结论,一般在 200 字以内。

　　(三)正文

　　正文部分包括前言、主体和小结三部分。

　　前言部分包括介绍选题背景依据、存在问题、综述目的和意义,应简明扼要,一般 200 字左右为宜。

　　主体部分是提出问题、分析问题和解决问题的过程,通过比较、分析原始文献的论据和论点,结合作者自己的经验和观点,描述本专题的历史背景、现状、存在问题、解决方法、发

 笔记

展方向等。写作时注意不能简单地罗列堆砌一次文献中的材料，应将文献中的论点、论据提炼出来，包括相似或不同的观点，在此基础上对相关内容进行分析和评价，并预测其研究的发展方向。

主体的写法可分为纵式写法和横式写法。纵式写法按照护理专题的年代发展顺序，综述其历史背景、目前状况、发展预测等；横式写法即现状综述，围绕护理专题的国内外研究现状，横向对比、分析各原始文献的论据、论点，写作时可按照各部分之间的逻辑关系，如并列关系、递进关系、对比关系等展开。主体也可综合纵式和横式写法，如运用纵式写法描述专题的历史演变，横式写法描述专题的现状。主体的表述应详略得当，对与综述专题关系密切、创新性强的研究可做细节描述，结果类似的研究可归纳整理后一并描述，对不一致的观点，尽量解释其原因。写作时注意不要大量描述与本综述主题无关的内容，如综述"慢性阻塞性肺疾病肺康复的心理干预研究进展"，无须介绍慢性阻塞性肺疾病的诊断和治疗等。

小结部分应概括主体部分提出的观点、研究结果、结论，并预测发展趋势，指出研究方向。写作时不可仅仅叙述作者的观点，应紧扣前言和主体内容，并对前言中提出的存在问题有明确的回答。

（四）参考文献

综述的参考文献数量一般比科研论文多，应在文后将正文中引用的论点、论据、结果等的文献来源逐一列出，便于读者查阅。

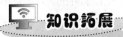

知识拓展

生物医学期刊投稿的统一要求

护理学术期刊遵循"生物医学期刊投稿的统一要求"（Uniform Requirements for Manuscripts Submitted to Biomedical Journals），该统一要求由国际医学期刊编辑委员会（International Committee of Medical Journal Editors，ICMJE）编制。内容包括 5 个方面：①目的陈述（Statement of Purpose）；②伦理考虑（Ethical Considerations）；③出版和编辑问题（Publishing & Editorial Issues）；④文稿准备（Manuscript Preparation）；⑤参考文献（References）。该统一要求已成为全球生物医学领域的研究人员、论文作者、审稿人和期刊编辑共同遵循的规范。

二、论文实例分析

（一）文题、摘要和关键词

文题 慢性阻塞性肺疾病肺康复的心理干预研究进展

摘要 介绍了慢性阻塞性肺疾病肺康复的心理干预的重要性，着重从 COPD 病人心理干预评价指标、心理干预方式进行综述，提出对 COPD 病人进行肺康复时，应确定评估工具，加强心理干预，提高康复效果。

关键词 慢性阻塞性肺疾病；心理干预；肺康复

本文对医护人员在 COPD 病人肺康复过程中开展心理干预情况进行综述，"慢性阻塞性肺疾病肺康复的心理干预"是综述的对象，"研究进展"是说明语。摘要内容包括对 COPD 病人肺康复心理干预的概括性描述，说明从心理干预的重要性、评价指标、干预方式等方面进行综述，并提出了针对评估工具、心理干预方面的建议。

（二）正文

近年来，慢性阻塞性肺疾病（chronic obstructive pulmonary disease，COPD）病人逐渐增

笔记

加,成为肺康复的主要对象。2007 年,美国胸科医生学院(ACCP)和美国心血管肺康复协会(ACCVP)发表了肺康复的循证医学指南,从循证角度进一步证明肺康复对慢性呼吸系统疾病病人有效[1]。心理行为干预在指南中被纳入 COPD 病人的肺康复方案中,阐述为改善病人的心理障碍,提高健康相关生命质量。现将 COPD 病人肺康复的心理干预相关研究综述如下:

1　COPD 肺康复心理干预的重要性

1.1　COPD 的流行病学概况

COPD 以慢性不可逆性的气流阻塞为特征,反复咳嗽、咳痰、气促和呼吸困难为主要症状并伴有气道高反应性,是严重危害中老年人健康的常见慢性疾病。据统计[2],COPD 在全球人群中发病率大约是 10%,预计到 2020 年,全球 COPD 病死率将从 1990 年的第 4 位上升到第 3 位[3]。在中国,COPD 发病率平均为 8.2%[4],其中 40 岁以上的人群中,广州市区 COPD 发病率为 7.49%[5]。

1.2　COPD 病人的心理问题及原因

目前,没有一种药物能够完全阻止 COPD 病人肺功能持续下降的趋势,COPD 不仅给病人造成了生理上的损害,而且还给病人带来了一系列心理问题。一是抑郁和焦虑。在 COPD 病人中的发生率很高(抑郁 7%~57%,焦虑 10%~96%)[6]。与 COPD 症状长期反复,迁延不愈有关;长期的治疗给家庭带来的困难,对家庭的依从性增加,使病人感到自己的前途暗淡,甚至产生悲观厌世的想法。二是性格改变。研究显示[7],COPD 发作与心理状况相互影响,互为因果,病人变得敏感、烦躁、挑剔,易因小事勃然大怒,或提出过高照顾要求,导致家庭人际关系紧张或恶化。与 COPD 导致的呼吸损害、呼吸弱能或呼吸残障有关,病人感觉自己活动能力受限,有机体功能残疾自卑感。三是行为改变。COPD 主要症状体征是活动后气促,这使很多病人变得不愿意活动——懒动;而急性发作时类窒息感让病人感到沮丧、恐惧和无望等心理症状,易出现消极放任或过分紧张两极分化——怕独处,怕黑夜;长期用药使病人的交际减少,变得不愿意参加群体交流——懒言等。

1.3　COPD 肺康复的心理干预

2006 年美国胸科学会(ATS)和欧洲呼吸学会(ERS)共同定义[8]——肺康复是针对有症状的并伴有日常生活活动能力减退的慢性呼吸病病人,肺康复结合病人的个体化治疗方案,有循证医学证据,对病人进行多学科的、全面的干预。全面的肺康复项目包括:运动训练、呼吸肌训练、氧疗、教育、心理和行为干预、营养支持等。

心理干预是指应用支持性心理治疗及对病人一些不恰当认知的纠正,给予病人支持、疏导、安慰、鼓励,并指导他们进行积极的放松训练。2007 年发表的循证指南[8,9]对 COPD 病人肺康复的推荐总结和证据分级,将心理干预的证据级别认定为 2C,不作为单个治疗方式;但专家意见支持心理干预作为 COPD 病人综合性肺康复计划的组成部分,认为心理因素对 COPD 病人肺康复的影响和心理干预在 COPD 病人肺康复中的作用,还需要更多的研究证据来证实和补充。目前,国内有较多关于肺康复运动训练、呼吸肌训练和吸氧对 COPD 病人的影响等研究报道[10],但对于社会心理干预的效果、宣传教育方法和效果评估方面的研究较少,其评价的方法和确定的标准差别也较大,缺乏量化标准和系统化[11]。

2　COPD 病人心理干预的评价指标

2.1　客观指标

肺功能检测指标,包括用力肺活量(forced vital capacity,FVC)、1 秒用力呼气量(forced expiratory volume in one second,FEV_1)、FEV_1/FVC 比值、血红蛋白、血气分析(主要指二氧

化碳分压、血氧分压、碳酸氢根)、血液流变学、血氧饱和度、6分钟行走距离(the six-minute walk test, 6MWD)等均可作为反映 COPD 心理干预效果的客观指标。由于这方面的研究需要病人多花费一些经费,而临床研究者各自选取的指标和标准又不统一,很难界定哪个指标才更能说明心理干预的效果。

2.2　主观指标

大多研究者愿意利用现成的量表来测定病人干预前和干预后的心理状况。如抑郁自评量表(self-rating depression scale, SDS)、焦虑自评量表(self-rating anxiety scale, SAS)、汉密尔顿抑郁量表(Hamilton depression scale, HAMD)、汉密尔顿焦虑量表(Hamilton anxiety scale, HAMA)、症状自评量表(symptom checklist 90, SCL-90)、状态—特质焦虑量表(state-trait anxiety inventory, STAI)、贝克抑郁量表(beck depression inventory, BDI)及医院焦虑抑郁量表(hospital anxiety and depression scale, HADS)。笔者对近10年(2000~2010年)与 COPD 有关的心理相关的48篇研究论著(CNKI 数据库)进行了统计,有12篇(25.0%)的文章选择使用 SCL-90 综合评价病人的心理状况,有10篇(20.8%)的文章分别或同时使用 SDS、SAS 量表评估病人的抑郁、焦虑情况,使用 HAMD 量表和 / 或 HAMA 量表的有4篇(8.3%),门诊的调查研究多使用 HADS 量表,较少的人使用 STAI、BDI;还有的使用《慢性阻塞性肺疾病病人生活质量量表》[12]中的心理症状因子来评价。国外研究者也使用上述量表评估 COPD 病人的心理状况,但是由于数量较多,未做详细统计。究竟哪种量表能够评价 COPD 病人心理状态的特异性和代表性,未见有这方面的分析报道。

2.3　相关指标

将心理状况和其他变量指标进行相关分析和比较,是近几年护理人员常用的方法。如生活质量、依从性、自我照护、自我管理能力、社会支持度等,通过调查研究方法得出 COPD 患者的心理状况与这些变量的相关性,但是究竟各自相关度如何,由于各自使用的指标不同,很难综合得出结论。

3. COPD 病人心理干预的现状

在临床工作中,应该常规地评价病人的心理障碍状况,对于轻度病人可通过干预,帮助病人树立信心,变被动为主动。对于存在严重心理障碍的病人,应进行专业的心理治疗。

3.1　认知干预

3.1.1　加强系统健康教育

病人对 COPD 疾病知识缺乏正确的认识,会加重病人的心理问题[10],这些心理问题又加重病人的呼吸困难,病人往往陷入呼吸困难—焦虑抑郁—呼吸困难加重的恶性循环中[7]。李春花等[13]对60例 COPD 病人进行心理状况调查后发现,病人焦虑、抑郁与其缺乏 COPD 相关知识有关。国外学者[14]也认为,任何慢性危及生命的疾病,病人需要了解问题的原因和性质,如何治疗可以帮助他们,自己能做什么,以尽量减少其对康复及自身的影响。因此,健康教育是一种有效而经济的治疗方法,通过对 COPD 病人的健康教育可以改善病人的肺功能,减少病人急性发作次数,提高其生活质量和减轻其经济负担等[15],对于减缓病人的心理障碍很重要。COPD 系统健康教育内容包括 COPD 基础知识、保持呼吸通畅意义、相关治疗康复训练的意义和作用、疾病家庭预防和应对等[16],还包括自我护理能力的教育和培养,具体有自我疾病知识掌握、自我病情监测、自我坚持治疗、自我饮食管理、自我疾病正确认识、自我情绪调解和控制及自我护理技能等[10]。通过教育让病人更多地认识和掌控疾病的发展与观察技巧,掌握这些知识技巧的过程中,提高自我照护,改善心理状况。

3.1.2　协助认识和应对自己存在的心理障碍

在临床工作中，医务人员发现，有大部分病人甚至不知道自己存在心理障碍，也就更不懂得需求咨询和帮助。让患者认识到自己的心理问题，主动寻求家人或医护人员的帮助；同时让病人认识到不良心理情绪对病情的稳定、疾病的发展和预后及生活质量有很大的影响，使病人尽快从不良情绪中解脱出来，积极接受并配合医务人员的诊治[17]。可根据病人的兴趣、爱好和身体承受能力，让病人学会一种爱好，如太极、养花、听音乐、书法等，转移病人的注意力。在临床中，运用音乐疗法缓解病人负性情绪的研究已得到了证实是有效的[18]。

3.1.3　心理防卫

心理防卫是指个人在其生活有意无意地使用自我暗示。具有沮丧心理的慢性病病人，难以从病痛的桎梏中挣脱出来及发挥积极的心理防卫。引导病人进行积极的心理防卫——应有意引导病人当发现自己产生负性情绪的时候，及时进行防卫和转移，抵制不良情绪的影响。合适的心理防卫机制可以暂时降低焦虑情绪，维持心理平衡[19]。曾有研究者[20]在临床上对支气管哮喘病人的防御方式进行研究分析，认为从防御机制入手，加强对病人的心理分析，会有利于支气管哮喘病人的康复，减少复发，从而提高病人的生命质量。

3.2　行为干预

3.2.1　鼓励病人参与运动呼吸训练

国外学者认为[14]，COPD病人的行为方式是很重要的，决定其预后是否残疾，而改变行为的首要切入点是信息传递。提高生活质量、活动耐受力和减少COPD病人依赖症状是最有效的方法之一[21]。运动呼吸训练是COPD患者有效的康复形式，积极参加运动呼吸康复训练，可以有效改善患者呼吸困难，提高活动耐力。因为每次运动呼吸训练的有效成果会激发病人信心和意志，提升其身心健康和生命质量水平。何若杰[22]和张祥敏[23]研究发现，提供心理支持后能够有效促使其参与长期氧疗、运动训练。国外研究则表明[24]，积极参与运动呼吸训练的病人其希望、乐观、自我照护水平也较高。坚持长期的综合肺康复训练可以改善COPD病人焦虑、抑郁状况，改变疾病的进程，提高自身生活质量及运动耐受力[25, 26]。

3.2.2　帮助病人建立健康行为模式，学会自我照护

健康的行为模式指科学作息及饮食。吸烟已经被公认为COPD的主要患病因素，是一种不健康的行为。可以请家属一起配合监督，帮助COPD病人戒烟，去除影响疾病发展的不利因素；科学的饮食，以少食多餐为原则，给予高热量、高纤维素富含维生素的食物，以应对病人疾病消耗大于摄入的状况，降低低蛋白血症的发生。马金凤[27]和李淑霞[28]等研究发现，病人对自我管理水平越好，其心理状况越佳。国外研究也认为[9]，自我照护水平是影响COPD病人心理状况的重要因素之一。而健康行为模式是自我照护水平高的表现，自我照护水平越高，其生活质量才能有保证，进而促进康复，扭转不良心理的困扰。

3.3　支持干预

3.3.1　完善社会支持系统

亲人、朋友、同事等在给予实际的物质帮助的同时，还要给予必要的情感支持，只有在一种良好的治疗氛围中，才能帮助病人维持良好的情绪体验，减少抑郁情绪发生。黎东明等[29]对166例COPD病人用Zung的SDS量表和汉密尔顿的HAMD量表进行调查分析，结果显示，社会支持满意程度与抑郁的发生有密切关系。研究表明[30, 31]，社会支持和生理健康、精神健康及社会功能正性相关。社会支持能维持个体良好的情绪体验

和身心状况，从而有益于心理健康；通过社会支持也能缓冲躯体疾病产生的不良后果，改善情绪，这对提高 COPD 病人的生命质量有一定作用。国外研究也显示[32]，心理社会支持能减轻病人的焦虑和抑郁情绪，提高生命质量，增强社会适应能力，提高应对应激事件的能力。要鼓励和引导病人主动利用各种社会支持，增加社会交往，提高自己的生活处理能力和心理满足感，树立自信心，降低抑郁情绪发生[24]。目前，国内对于 COPD 病人的社会支持系统还未尽完善，更多的病人是从家庭获得，社区支持还处在发展阶段。

3.3.2 支持性心理护理

护理人员与 COPD 病人有更多的机会接触和沟通，护理人员应学会换位思考，同情病人，经常和病人谈心，对其存在的心理负担表示支持和赞同，针对其内心矛盾，做好疏导和安抚工作。抑郁的病人可通过交谈，使其沮丧情绪得到发泄；焦虑的病人应与家属保持良好关系，一起帮助病人缓解不良情绪。

3.3.3 持续跟进延续护理服务

了解出院后 COPD 病人疾病发展情况、依从性、心理发展状况的最好方式是社区延续服务。通过延续服务访谈或探访，了解病人存在的心理问题，给予指导和帮助，及时帮助病人走出心理死角，得到解脱。

3.4 药物治疗干预

对于重度抑郁及（或）重度焦虑的病人，可应用抗抑郁及抗焦虑药物（博乐欣、黛力新、百忧解、赛乐特、多虑平、安定类等）长期按疗程治疗。再结合以上心理护理干预，让病人尽快摆脱心理疾患，重新回到应对 COPD 的治疗和训练中。

4 存在问题和展望

心理干预是综合肺康复的一部分，通过提高病人心理健康水平，可促进其他康复的效果[33]。目前，国内对于 COPD 肺康复的心理干预未成系统，研究时使用的评估工具不一，评价标准也不明确，需要更大样本和更广范围的研究调查。而大多研究认为，应给予 COPD 病人全面的心理指导，由于目前医院医护人员短缺，医疗任务繁重，全面心理干预较难达成。护士如何通过病人的行为或应对方式等情况观察及早发现具有心理障碍的病人，并给予针对性的干预，是亟待解决的问题。

参考文献（略）

（来源：曾丽智，陈沁，梅碧琪. 慢性阻塞性肺疾病肺康复的心理干预研究进展 [J]. 现代临床护理，2012, 11（8）：68-71）

前言部分简单扼要地指出心理干预在 COPD 病人肺康复中的重要作用，提出本综述的主题和目的。主体部分结构层次清晰，采用横式写法，围绕 COPD 肺康复心理干预的国内外现状，通过对相关文献的归纳整理，阐述了 COPD 病人存在的心理问题及原因，心理干预对 COPD 病人肺康复的重要作用，并归纳了目前用于 COPD 肺康复心理干预的评价指标，包括客观指标、主观指标和相关指标，对于心理干预的方式从认知干预、行为干预、支持干预和药物治疗干预等方面进行了综述。小结部分能够概括主体部分提出的观点，并指出今后应进一步研究确定对 COPD 病人肺康复时心理评估的测量方法及心理干预方式，指出了今后研究的方向。

第三节 护理个案论文的撰写

护理个案论文是护理人员对临床某一护理问题长期实践经验的总结和体会，以积累临床资料，并探讨护理的新知识、新方法、新观点、新技术，为进一步研究提供临床依据。护理个案可以是一例或多例的病人，或是家庭、团体或社区。所选择的个案应具有一定的特殊性，一是个案本身具有特殊性，如病例为少见疾病，或并发症较为特殊；二是护理措施具有特殊性，即对常见病采用了特殊的护理措施。

一、护理个案论文的书写格式

护理个案论文一般包括以下几部分：文题、作者署名、摘要、关键词、正文和参考文献等。

文题一般包括个案的例数、研究对象和干预措施，如"1例……（疾病）病人的护理"、"1例……（手术名称）术后并发……（并发症）病人的护理"、"……（护理新措施）在……（疾病）病人护理中的应用"。

个案论文的摘要采用指示性摘要的格式，内容包括论文的主题、病例概要、护理措施概要和护理效果，一般以100～150字为宜。

正文部分包括前言、案例介绍、护理和讨论、小结等部分。

前言内容包括背景（如疾病概念、疾病发生率或死亡率、研究意义等）、存在问题、研究对象、案例例数及观察时间、护理要点及效果，是对论文写作目的的概括性描述。

案例介绍部分包括病人一般资料（年龄、性别）和疾病相关资料（症状、体征、诊断、治疗、疾病的变化、治疗及护理效果等），疾病相关资料不可抄写医生的病历记录，应重点介绍与本文护理措施相关的疾病资料，与所要解决的问题相呼应。

护理和讨论是个案论文的重点内容。护理部分介绍本案例中针对存在问题所采取的护理措施及效果评价，应详细、具体介绍具有创新性的特殊护理措施，使读者能够参照所叙述的措施进行护理。常规护理措施可略写或不书写。护理效果可从病情恢复情况、有无并发症发生、治疗后随访、病人的接受程度、对护理的满意度等方面描述。讨论部分可分析所采取护理措施及产生效果的原因、作用机制，与以往护理措施比较的不同之处，介绍护理措施的理论依据，在分析的基础上总结护理新知识、新方法、新观点、新技术，得出结论。护理与讨论的内容也可以合并书写，使护理措施与讨论内容相对应。

小结部分应总结个案的护理特点，描述护理过程中的体会和感受，指出该护理措施的主要优点和不足，提出今后需进一步研究的方向。

二、论文实例分析

（一）文题、摘要和关键词

文题　多发伤患者术后合并骶尾部巨大压疮及多处创面的护理

摘要　总结了1例多发伤患者术后合并骶尾部巨大压疮及多处创面的护理经验。护理重点包括：术前积极清除创面坏死组织，术后采取负压引流术及维持正确体位保护植皮区，密切观察创面外包敷料渗血渗液情况，做好发热护理及加强营养支持等。患者顺利出院，创面全部愈合，随访3个月，患者能扶拐行走，生活自理。

关键词　骶尾部；压力性溃疡；创伤和损伤；护理

文题包括了研究对象（多发伤患者合并骶尾部巨大压疮及多处创面）和干预措施（护理）。摘要介绍了本文的主题是总结多发伤患者合并骶尾部巨大压疮及多处创面的护理经验，并概括采取的5项主要护理措施，同时说明采取护理措施后取得了良好的效果。

（二）正文

难愈性创面常伴发于创伤、深度电烧伤、化学烧伤、放射伤及压疮，形成深达肌肉、筋膜、肌腱甚至骨组织的创面及慢性溃疡，经久不愈，并造成深部组织的进一步损伤[1]，是治疗及护理的难题。压疮是皮肤或皮下组织因受到压力或混合剪切力而导致的局部损伤,通常发生于身体骨隆突处[2],是一种较难愈合的慢性伤口。2011年11月17日,我院收治了1例多发伤术后合并骶尾部巨大压疮及多处创面的患者,现将护理体会报告如下。

1　临床资料

患者女,40岁,因"车祸致全身多发性损伤23天"入院。患者由于腹部、骶尾部皮肤挫裂伤、压疮,并伴有大量渗液、流脓。为求进一步治疗,于2011年11月17日收入院。患者入院时意识清楚,体温38.5℃。创面分布于下腹部及双大腿、骶尾部,创面占身体总面积约10%;下腹部及双大腿前侧创面见较多坏死组织,腹股沟处见一5cm瘘管,会阴部糜烂,大阴唇肿胀,有黄色脓液流出,右大腿根部内侧有缝线未拆除。左下肢肿胀明显,足下垂,左小腿内、大腿外侧及右大腿内侧见减张缝合,右侧已拆线,伤口愈合。左侧尚未拆线,见少量淡黄色分泌物。右下肢活动感觉尚存,左下肢活动受限,感觉迟钝,末梢皮温均可。骨盆畸形,骶尾部全层皮肤组织缺损,伤口基部被黄色腐肉覆盖,为不可分期压疮,面积16cm×19cm,基底100%黑色、恶臭,剪除黑痂后见大量坏死组织,皮下脂肪液化,与正常组织分界不清,见骶尾骨外露,少量出血,痛觉迟钝。实验室检查:总蛋白56.3g/L,白蛋白23.2g/L,白细胞$11.78×10^9$/L,红细胞$2.94×10^{12}$/L。

入院后予稳定患者内环境、输液、抗感染、改善微循环等治疗。于入院后11日行清创植皮术,入院后35日行骶尾部邻近皮瓣转移术加自体中厚薄皮移植术;入院后81日行清创植皮加邻近皮瓣转移术;入院后113日在气管插管全身麻醉下行骶尾部清创植皮。多次术后植皮区均行负压治疗,皮片生长良好,无破溃,入院后132日全身创面已经全部愈合,无发热及骨盆畸形,左下肢不能活动,右下肢活动可,转入我院骨科继续治疗,于2012年5月8日出院,出院后3个月随访,患者能扶拐行走,生活自理。

2　护理

2.1　创面的护理

2.1.1　清创植皮手术前创面护理

考虑创面的情况,患者入院后使用悬浮床,并采用烧伤大型红外线辐射治疗仪治疗。入院后2日骨科会诊认为,该患者骨盆骨折为极不稳定型骨折,容易出现再移位,引起新损伤,建议行外固定。入院后3日,穗港骨科护理专家查房,就骶尾部创面与骨盆骨折固定的问题展开了讨论,最后结合两者的情况,于入院后5日由悬浮床改为翻身床,轴线翻身治疗。当时患者创面坏死组织多,正常组织与坏死组织分界不清,需逐步清除坏死组织,碘仿纱填塞后予磺胺嘧啶银霜外敷。入院后11日,患者躯干前创面肉芽组织新鲜,坏死组织减少,基底适合皮片生长,躯干后骶尾部仍有大量坏死组织。

2.1.2　下腹部、骶尾部清创植皮术后的护理

入院后11日,予行下腹部、骶尾部清创植皮术。术后4日,伤口造口治疗师会诊示:去除腐肉后确定骶尾部为Ⅳ期压疮,面积18cm×20cm,与会阴部及左腹股沟伤口相通,在12~15点方向、7~12点方向均有潜行,最深处在10点方向达5cm,潜行处均有大量坏死组织,见骶骨,压疮基底50%红色、50%黑色,用聚维酮碘、生理盐水冲洗,锐性清创清除部分坏死组织,在潜行处填塞碘仿纱后予磺胺嘧啶银霜外敷,外层敷料使用灼伤纱。术后12日,躯干前左大腿内侧皮片少许溶解,见黄绿色分泌物,肉芽组织暴露,骶尾部压疮仍有大量坏死组织,臀大肌可探查到坏死组织,锐性清除时易出血,左大腿内侧及腹股沟处使用生理盐水清洗后予美宝康银离子敷料外敷抗菌。下腹及盆腔CT显示:左侧腹股沟、髋部、盆底软组织肿胀渗出,局部包裹积脓,左侧腹股沟用止血钳探查,挤压下腹部时见澄清尿液从瘘管流出,清洗后予碘仿纱条填充。患者左臀部皮肤较松弛、皮下组织少、无弹性,不

笔记

利于伤口的愈合,予翻身俯卧位后湿热敷及按摩,每次 20 分钟,4 小时 1 次。患者骶尾部创面大且深,需行皮瓣移植术方可修复创面,术中虽清除了骶尾部大量坏死组织,但骶尾部创面坏死组织与健康组织仍未分离,边界不清晰,需逐步清除后方可行皮瓣移植术。术后 24 日,患者躯干前创面已基本消灭,躯干后坏死组织清理干净,肉芽组织较新鲜,适合植皮手术。

2.1.3 骶尾部邻近皮瓣转移术加自体中厚薄皮移植术后的护理

于入院后 35 日行骶尾部邻近皮瓣转移术加自体中厚薄皮移植术。由于患者车祸后下肢血管、神经已部分缺失,影响皮瓣营养,加上此次手术皮瓣质量欠佳,全身营养状况较差,躯干后左侧皮瓣远端表皮坏死及左臀部下方取皮区皮片边缘部分表皮坏死。密切观察皮瓣颜色,注意边缘有无红肿及分泌物情况,以判断其存活情况。术后 5 日,12:00 观察到患者左大腿外侧外包敷料较多血性渗液,15:00 发现患者会阴部创面外敷料较多血性渗液,告知医生后均予打开外包敷料重新加压包扎,未再出血。术后 46 日,患者骶尾部大部分创面已消失,左臀部下方有 3cm×4cm 创面未愈合,骶尾骨外露,骶尾部创面坏死组织大部分已清除,肉芽组织新鲜。

2.1.4 清创植皮加邻近皮瓣转移术后的护理

入院后 81 日,予行清创植皮加邻近皮瓣转移术。术后皮瓣覆盖于骨外露创面外,考虑皮瓣内侧外露骨组织及外侧仰卧位时压力同时施予后会导致皮瓣血运差,加上皮瓣质量一般,神经营养缺失,需增加俯卧位的时间。俯卧位时,密切观察患者的呼吸和心率情况。术后患者骶尾移植皮瓣处呈暗红色,稍肿胀,形成黑色焦痂,表皮浮起,予拆除缝线;取皮区移植皮片生长欠佳,约 1/3 溶解,予聚维酮碘、百多邦创面消毒喷雾剂等交替湿敷,并予异体皮覆盖残余创面。术后 32 日,患者骶尾部移植皮瓣处无异常分泌物,创底可见新鲜肉芽组织,取皮区创面较干燥,未见异常分泌物,其移植皮片及异体皮已基本覆盖取皮区创面。

2.1.5 骶尾部清创植皮术后的护理

入院后 113 日,在气管插管全身麻醉下行骶尾部清创植皮术。术后仰卧位时在患者腰及双下肢下面垫 1～2 个软枕,避免压迫植皮区,以防止骶尾骨突出处摩擦损伤皮片。术后 20 日,骶尾部皮片移植区干燥,皮片生长良好,创面已基本覆盖,取皮区已愈合。

2.1.6 创面的常规护理

术后植皮区均采取负压封闭引流术(VSD)治疗,以利于皮片的固定和存活,调节负压至 0.04～0.06MPa[3-5],并密切观察引流物的量、性质及颜色。本例术后引流量 <150ml/d,为暗红色液体;避免引流管牵拉、扭曲、折叠等,发现分泌物较多时及时用灭菌注射用水冲洗引流管,保持引流管通畅。密切观察创面外包敷料渗血、渗液情况,以及肢端血运情况。由于患者会阴部糜烂,大阴唇肿胀,有黄色脓液流出,有恶臭味,予以会阴擦洗,6 小时 1 次,并尽量打开双下肢,呈外展中立位,使会阴部充分暴露,外予薄纱布遮盖,保持干燥,促进创面的愈合。

2.2 发热的护理

患者创面面积大,且伴严重感染,入院后出现反复高热,于入院后 14 日及 25 日时,体温高达 41℃,除遵医嘱予药物治疗外,还采取冰敷、调节室内气温等物理降温措施,协助医生进行创面及抽血培养,协助患者及时更换被汗水浸湿的衣服,嘱患者多饮水,解释发热的原因,以减轻患者的焦虑。如负压吸引不通畅,及时拔除引流管,以免加重感染。入院 54 日后,患者再未发热。

2.3 营养支持

入院后 1 日,实验室检查提示患者有贫血、低蛋白血症,估计与创伤后消耗增加有关,遵医嘱予肠内营养乳剂（瑞高）治疗，1000ml/d。在鼻饲过程中，注意观察患者的生命体征及腹部情况，根据患者情况随时调节滴速，一般为50ml/h。询问患者腹胀情况，如患者自觉腹胀，调慢滴速或暂停滴注。随着病情的好转，患者胃纳好，进食量也逐渐增多。入院后16日，患者诉胃管注入肠内营养后腹胀不适，将瑞高1000ml/d改为500ml/d。入院后47日，患者呕吐胃内容物1次，量约100ml，予暂停滴注，待患者感觉好转后继续滴注，从20ml/h开始，逐渐增加。改为经口进食后，根据患者情况，指导患者进食高蛋白、高热量、高维生素饮食，如多吃鱼、瘦肉、清蒸蛋、水果、蔬菜、骨头汤等。

3 体会

在护理本例患者过程中，除常规护理及辅助医生予抗生素抗感染、术前积极清除创面坏死组织外，重点要加强术后植皮区的保护，保持负压引流通畅及密切观察创面外包敷料渗血渗液情况，加强营养支持和发热护理。本例最终创面全部愈合，顺利出院。

参考文献（略）

（来源：黄苗，谭惠仪，陈丽映，等. 多发伤患者术后合并骶尾部巨大压疮及多处创面的护理 [J]. 中华护理杂志，2013，48（4）：304-305）

正文的前言部分介绍了研究背景，包括基本概念、存在问题等，报告了案例例数（1例）、研究对象（多发伤术后合并骶尾部巨大压疮及多处创面的病人）和护理起始时间（2011年11月），引出案例。临床资料部分除病人一般资料外，重点描述了病人的多发伤、骶尾部巨大压疮及多处创面的情况，与下文讨论护理措施效果的观察指标相呼应，如外伤创面、压疮愈合情况等。护理措施从创面的护理、发热的护理及营养支持三方面叙述，详细描述针对创面及压疮术前和术后所采取的特殊护理措施。护理效果从病人创面、压疮恢复情况、治疗后随访等方面进行了描述，并结合护理措施，讨论其产生效果的原因。小结部分总结了本个案的护理措施关键点，为临床护理多发伤合并压疮病人提供依据。

第四节 科研论文的评价

护理科研论文记录和传播护理学术知识，并为护理实践积累循证依据。但是，科研论文也存在质量不一、结论可靠性、推广性等问题，有各自的优点和不足之处，对于同样护理问题的研究，不同的研究者采用不同的研究方法，可能得出不同的结论。读者应学会科学、客观地评价科研论文，并能对不足之处提出改进意见和建议。

一、科研论文评价的意义和原则

护理科研论文评价是指根据一定的标准，从论文的内部和外部角度进行的评价，以判断其学术价值、意义及局限等。内部评价主要从论文的内容和结构如研究问题、研究目标、研究设计、结果与讨论等方面进行考察，外部评价方式包括论文被引用次数、被重要检索机构收录情况、获奖等。护理科研论文的评价对积累护理循证依据、促进研究结果在实践中的应用、推动护理学科的发展、提高临床护理质量具有重要的意义。

论文评价应遵循论文是否具有创新性、科学性、实用性和规范性的原则，以科学、客观的态度进行评价。创新性是指论文具有一定程度的理论创新、观点创新、方法创新、技术创新等，发表后具有理论价值、实用价值和经济价值。科学性是指研究的全面、客观与严密的程度，可从研究设计是否遵循基本原则、观察指标能否真实、准确地反映研究结果、统计学处理是否准确、科研资料是否真实等方面评价。实用性是指研究成果可以指导临床护理、护理管理或护理教育，解决实践中存在的实际问题，促进临床护理和护理教育质量的提升。规范性是指论文的撰写必须符合一定的标准，如论文的结构、医学术语的表述、计量单位的使用、参考文献的引证等。如"护理本科生创新行为调查"是一篇护理教育类的调查研究论文，该文通过对护生创新行为的调查，提出"针对提高护生创新能力的护理教育刻不容缓"，提示"护理教育者要在教学活动中不断扩大护生的视野，为其获取各种信息提供便利的渠道以促其在学习和工作中勇于创新"。该文观点创新，对护理教育者具有一定的实用价值。

二、科研论文的评价方法

在遵循科研论文评价原则的基础上，一般可从论文的内容和结构方面对护理科研论文进行评价，包括研究问题、研究目标、研究设计、结果与讨论等。

（一）研究问题和研究目标

评价论文的研究问题可从其重要性、创新性、可行性等方面考查，并明确研究问题是否通过对近期文献的回顾，与前人的相关研究、相关理论进行比较分析后确定的。研究目标是否具体可行，是否确定了研究的自变量和因变量，主要变量的定义是否清晰等。

（二）研究设计

评价论文的研究设计应考查其是否明确了研究设计的类型，样本的选择及样本量的确定是否遵从相关原则。若为实验性研究，试验组与对照组是否进行了均衡性比较，分组是否合理。是否详细描述了干预措施，观察指标能否客观、准确反映研究结果。研究是否经过伦理审查，是否获得研究对象的知情同意。

对于研究的资料收集过程，应评价其方法是否能正确、是否全面收集所需研究资料。若采用自编问卷或现有测评量表，是否描述了其主要内容，并说明其信度和效度。对于论文的统计分析方面，应明确统计分析的目的，评价其是否准确地描述了统计方法，所应用的统计方法是否适合于研究资料的类型。

（三）结果与讨论

结果部分应评价结果的真实性，结果的文字表述是否简洁明了，统计结果描述是否正确，统计图表的制作是否简明规范。讨论部分应评价其是否涉及了所有重要的结果，对结果的解释是否正确、深入，研究结论与结果是否一致。此外，还应考查其是否描述了研究结果对临床实践及护理教育的意义，是否说明了研究的不足之处及今后的研究方向等。

科研论文的评价受评价者经验和学术水平的制约，评价者应仔细阅读论文，按照一定的评价标准，对论文的各部分进行分析和审查，才能做出全面、恰当的评价。

（陈　沁）

 思考与练习

一、选择题

1. 下列不属于护理论文的是

　A. 论著　　　　　B. 综述　　　　　C. 案例报告

　D. 经验交流　　　E. 护理工作报道

笔记

2．科研论文的文题一般包括

    A．研究意义　　　　B．研究假设　　　　C．研究对象

    D．研究结果　　　　E．研究结论

3．论文中关于作者署名正确的是

    A．用真名署名　　　　　　　　　　B．可用笔名署名

    C．按照职务大小排列　　　　　　　D．按照姓氏笔画顺序排列

    E．按照专业技术职称高低排列

4．科研论文的结构式摘要一般不包括

    A．目的　　　　　　B．方法　　　　　　C．结果

    D．讨论　　　　　　E．结论

5．科研论文摘要中"采用随机分层抽样的方法，对某市 6 所高校本科生 582 人进行问卷调查"，最有可能出现在摘要的

    A．背景　　　　　　B．目的　　　　　　C．方法

    D．结果　　　　　　E．结论

6．科研论文前言中"本研究旨在调查 COPD 病人肺康复状况及其对心理健康的影响，为开展护理干预提供依据"，应属于

    A．研究背景　　　　　　　　　　　B．研究结论

    C．研究目的和意义　　　　　　　　D．本研究要解决的问题

    E．国内外研究现状与进展

7．科研论文研究方法部分不包括

    A．研究目的　　　　　　　　　　　B．研究设计

    C．研究对象　　　　　　　　　　　D．资料收集方法

    E．资料分析方法

8．科研论文研究方法中"随机抽取某医院前列腺癌症病人 60 例，年龄 55～87 岁，平均（68.7±0.6）岁"，应属于叙述

    A．研究背景　　　　　　　　　　　B．研究目的

    C．研究对象　　　　　　　　　　　D．分析方法

    E．研究结论

9．科研论文研究方法中"研究者测定病人 6 分钟步行距离（6MWT），按照六分钟步行测试指南（ATS2002）进行，方法为指导病人以最快速度在标有刻度的走廊上行走，测量 2 次，取平均值作为其成绩"，应属于叙述

    A．研究设计　　　　　　　　　　　B．研究对象

    C．分析方法　　　　　　　　　　　D．资料收集方法

    E．研究目的和意义

10．科研论文研究方法中"所有数据双人录入，用 SPSS16.0 软件进行统计分析。计量资料的统计描述用均数±标准差表示，多组均数的比较用方差分析"，应属于叙述

    A．研究目的　　　　　　　　　　　B．存在问题

    C．研究意义　　　　　　　　　　　D．资料收集方法

    E．资料分析方法

11．研究论文中对结果报告不正确的做法是

    A．阴性结果不需报告　　　　　　　B．阳性结果需详细描述

    C．可用统计图报告结果　　　　　　D．可用统计表格报告结果

    E．可用文字叙述报告结果

笔记

12. 科研论文的讨论一般不包括
    A. 得出的结论　　　　　　　　B. 对结果的解释
    C. 研究的局限性　　　　　　　D. 统计学处理方法
    E. 今后的研究方向

13. 按照国家标准《文后参考文献著录规则》，下列参考文献写法正确的是
    A. 曹枫林, 李婷婷, 刘凤芹, 等. 功能失调性态度问卷在产后抑郁患者中的测评分析 [J]. 中华护理杂志, 2008 年, 第 8 期, 755 至 756 页
    B. 曹枫林, 李婷婷, 刘凤芹, 等. 功能失调性态度问卷在产后抑郁患者中的测评分析 [J]. 中华护理杂志, 2008 年, 第 43 卷: 755 至 756 页
    C. 曹枫林, 李婷婷, 刘凤芹, 等. 功能失调性态度问卷在产后抑郁患者中的测评分析 [J]. 中华护理杂志, 2008, 43（8）: 755-756
    D. 曹枫林, 李婷婷, 刘凤芹等. 功能失调性态度问卷在产后抑郁患者中的测评分析. 中华护理杂志, 2008, 43: 755-756
    E. 曹枫林, 李婷婷, 刘凤芹, 等. 功能失调性态度问卷在产后抑郁患者中的测评分析. 中华护理杂志, 2008, 8: 755-756

14. 按照国家标准《文后参考文献著录规则》，参考文献写法正确的是
    A. 李峥, 刘宇. 护理学研究方法. 北京: 人民卫生出版社, 2012 年第 1 版
    B. 李峥, 刘宇. 护理学研究方法 [M]. 人民卫生出版社, 2012 年, 第 188 页
    C. 李峥, 刘宇. 护理学研究方法. 第 1 版. 人民卫生出版社, 2012, 188
    D. 李峥, 刘宇. 护理学研究方法 [M]. 北京: 人民卫生出版社, 2012: 188
    E. 李峥, 刘宇. 护理学研究方法（第 1 版)[M]. 北京: 人民卫生出版社, 2012, 188

15. 关于护理综述论文的叙述错误的是
    A. 需要对相关文献进行归纳和分析
    B. 能提供护理专题最新的研究信息
    C. 应将相关文献中的数据材料逐一列出
    D. 是描述某一护理专题研究现状的论文
    E. 能提供研究人员确定科研课题的依据

16. 下列护理个案论文中的叙述, 说明护理效果的是
    A. 新型敷料能有效杀灭细菌
    B. 向病人及家属讲解新型敷料的作用
    C. 病人背部伤口肿胀, 疼痛, 局部破溃
    D. 处理伤口前评估伤口面积、深度情况
    E. 病人 7 天后伤口愈合, 无其他并发症发生

17. 对科研论文评价叙述错误的是
    A. 可从论文的创新性和实用性方面评价
    B. 可从论文研究目标的可行性方面评价
    C. 可从论文研究设计的科学性方面评价
    D. 可从论文参考文献著录的规范性方面评价
    E. 可从论文统计学处理的准确性方面评价

二、思考题

摘要: 本文探讨了过渡期护理干预对慢性阻塞性肺疾病患者服药依从性的影响。81 名 COPD 患者随机分组, 干预组以过渡期护理模式为依据实行护理干预, 对照组给予常规护理。患者住院时和出院 8 周后用 Morisky 服药依从性量表对患者进行评估。干预

后，干预组患者的服药依从性比对照组改善显著，差异具有统计学意义（$P<0.05$）。本研究说明过渡期护理干预能有效改善 COPD 患者服药依从性，对维持病情稳定有较好作用。

请问：

1. 本研究的研究目的是什么？
2. 研究者采用了什么方法收集研究资料？
3. 本研究的结论是什么？

实验指导

实验指导一

（一）实验项目名称

常用数据库检索

（二）实验目的

1．掌握中国知网、万方数据知识服务平台、维普数据库等中文数据库的功能特点与检索方法，并能够灵活的运用这些数据库进行检索。

2．掌握主要英文医学文献检索工具和数据库的使用方法，能够熟练应用外文数据库查找护理文献信息，并获取全文。

3．熟悉医学专业搜索引擎的种类和常见操作。

（三）实验内容

1．万方数据知识服务平台的使用方法及检索技巧。

2．PubMed 网络数据库的使用方法及技巧。

（四）实验材料

Internet 网

实验指导二

（一）实验项目名称

研究的设计

（二）实验目的

指导学生进行不同类型研究的设计，提高其科研实践能力和文字表达能力。

（三）实验内容

实验设计的常见类型包括实验性研究、类实验性研究和非实验性研究。每个类型又分为具体的形式。要求学生能根据具体的研究情境或研究问题，结合每类研究设计的特点，选择适合的研究设计类型，并能以小组为单位撰写出完整的实验设计内容。

研究的情境或者研究的问题可根据实际情况由学生自己提出或由教师代为设定。

（四）实验材料

文献资料、研究的情境或问题

实验指导三

（一）实验项目名称

研究设计评价

（二）实验目的

通过分析文献，能领会研究者的设计思路，并在此基础上给予评价，提高学生的科研批判能力。

（三）实验内容

通过文献阅读，从以下方面对研究设计进行评价：

1. 本研究设计属于哪一类研究？所选用的设计类型是否科学？

2. 若是实验性研究设计，是否严格具备实验性研究的设计要素？是如何做到的？其外部效度如何？

3. 如果是类实验性研究设计，具体的设计方案是什么？哪些因素阻碍了随机化或者设立对照组？是否可以改进？

4. 如果是非实验性研究，具体设计方案的目的是什么？研究者想去探讨的是什么？为什么不用干预的方法？

（四）实验材料

文献资料

实验指导四

（一）实验项目名称

建立 SPSS 数据文件

（二）实验目的

1. 熟悉 SPSS 的操作界面。

2. 掌握数据的录入方法。

3. 学会对 SPSS 数据文件的基本操作。

（三）实验内容

1. SPSS 操作界面　SPSS 常用的操作窗口有 3 个：数据编辑窗口（图 1）、结果输出窗口（图 2）和语句编辑窗口。每个窗口都有自己的命令菜单。

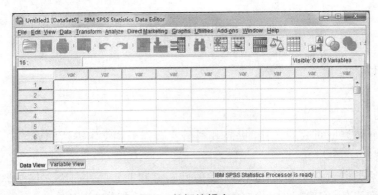

图 1　数据编辑窗口

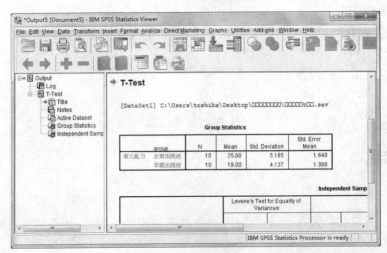

图 2　结果输出窗口

2. 建立数据文件　SPSS 数据编辑窗口包括 2 个视图：数据录入视图（Data View）和变量编辑视图（Variable View）。打开 SPSS 后将视图从"Data View"切换到"Variable View"，在此窗口中可以给变量命名（Name）、定义变量的类型（Type）和长度（Width），并给变量添加标签（Labels）等。

【例 1】　在变量编辑视图中建立某校 10 名学生包括姓名、性别、年龄、身高、体重变量的数据库，并在数据录入视图中录入表 1 中的数据。

表 1　某校学生的一般资料

姓名	性别	年龄	身高（cm）	体重（kg）	姓名	性别	年龄	身高（cm）	体重（kg）
李妏	女	21	161.0	48.1	范军	男	22	161.9	70.1
张迪	女	19	159.0	60.8	高丽	女	21	173.8	60.0
王芳	女	23	157.2	64.6	孙阳	男	19	172.0	74.4
刘静	女	22	165.5	54.2	韩磊	男	24	176.1	75.9
王伟	男	21	165.3	68.3	丁红	女	20	147.0	44.3
叶敏	女	17	162.0	54.0	王丽	女	17	164.3	62.3
赵玲	女	23	165.0	60.1	李静	女	19	164.5	57.3
张放	男	22	163.0	57.0	韩琴	女	22	151.0	66.0
施益	男	16	168.3	58.5	何宁	女	24	157.2	66.1
丁一	男	20	150.0	48.6	陆晓	男	21	159.5	56.7

（1）定义变量名及其属性：打开 SPSS 后，进入一个空的数据库文件，点击进入数据编辑窗口（图 1），可见该窗口左下角有 2 个标签，一个是 Data View，一个是 Variable View，点击 Variable View 标签进入变量编辑视图，可定义变量及其属性。

变量编辑视图中的每一行代表一个变量，纵标目中 Name、Type、Width、Decimals、Label、Values 等分别为变量名、变量类型、变量宽度、小数点后位数、变量标签、变量值标签等。下面以表 1 中的资料为例，说明定义变量及其属性的方法。

1）变量名（Name）：在 Name 栏中输入变量名。变量名的首字符必须是汉字或英文字母，其后可以用数字、圆点"."、下划线"_"等，但首字符不允许用数字、"."、"_"，尾字符不允许用"."、"_"，且变量名中不允许出现空格，当输入的变量名不符合要求时，会弹出"Variable name contains an illegal character（变量名包含非法字符）"的提示框。此外，变量名尽量不要使用汉字。针对例 7-10 中的 5 个变量，可分别输入"name、gender、age、height、weight"代表 5 个变量。

2）变量类型（Type）：常用的变量类型有数值型（Numeric）、日期型（Date）、字符型（String）等。在本例中，除变量 name 选择 string（字符型）外、其余均选择 Numeric（数值型）。

3）变量宽度（Width）：决定录入数据的个数，系统默认 8 位，如超出 8 位，可在此修改。

4）小数点后位数（Decimals）：决定录入数据小数点后的位数，系统默认 2 位，可根据数据特点自行调整。如年龄对应的数据为整数，可将小数点后位数由 2 改为 0。身高和体重对应的数据小数点后保留 1 位，可相应改为 1。

5）变量标签（Label）：解释变量名所代表的涵义。当变量名用了简称或代码时，可将完整的名称或涵义写在"Label"栏中，以进一步解释变量名栏中的简称或代码，起到提示作用。如变量名本身的涵义很清晰，则不必定义变量标签。

6）变量值标签（Value）：解释录入数据的涵义。在录入数据时，计数资料和等级资料的选项需用数值代码来代替，如果使用了数值代码，可在"Value"栏中说明各数值代码的涵义。以性别变量为例，在录入数据时，男＝1，女＝2，此时可以在变量值标签栏内中说明该数值代码的涵义。

（2）录入数据：在 Variable View 下定义好所有的变量后，可点击 Data View 切换到数据录入视图。

在该视图中的每一行代表一个观察对象（Case），即每一行显示一个观察对象所有变量的资料，每一列显示所有观察对象该变量的资料。录入好的数据文件见图3。

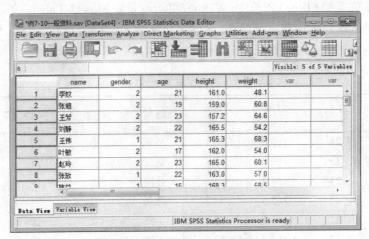

图3　某校学生的一般资料的 SPSS 数据文件

（3）保存数据文件：保存方式同"Word"文件。在 SPSS 主菜单"File"的下拉菜单中，点击"Save"保持文件（见数据文件：例1一般资料）。SPSS 数据文件的保持类型为"sav"。

3. 对数据文件的基本操作

（1）根据已有变量计算产生新的变量（compute）：点击数据编辑窗口菜单的 Tansform → Compute Variable，弹出 Compute Variable 对话框（图4），在 Target Variable 框中输入 newheight；在 Numeric Expression 框中输入"height/100"，点击 OK，则产生一个新变量 newheight。再次打开该对话框，在 Target Variable 框中输入 BMI；在 Numeric Expression 框中输入"weight/newheight/newheight"，点击 OK 后生成一个新的变量 BMI。然后保存文件。

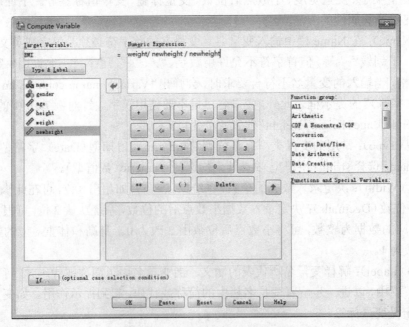

图4　Compute Variable 对话框

（2）重新赋值（recode）：有两种情况，可以是用新赋值替代原观测值，不更改变量名；也可以是根据原变量建立新的分类变量，数据处理中以后一种情况多见。①点击 Tansform → Recode into Different

Variable，弹出 Recode into Different Variable 对话框（图 5）。②将 age 选入"Input Variable → Output Variable"下的矩形框，此时右上方的 Output Variable 激活，在其下方 name 框中输入"agegrp"新变量名、label 框中输入"年龄分组"，并单击 change 按钮，此时"age → ?"变成了"age → agegrp"。③单击 Old and New Values 按钮，弹出变量值定义框（图 6）。在左侧的"Old Value"是定义原观测值的范围，右侧的"New Value"是新赋值。本例赋值过程如下：Range，Lowest Through value 输入 20 → New Value 中 Value 输入 1 → Add；Range，value Through Highest 输入 21 → New Value 中 Value 输入 2 → Add。④完成赋值后，单击 Continue 按钮，返回上级菜单，最后点击 OK。

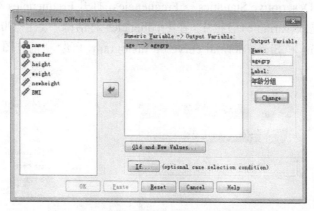

图5 Recode into Different Variable 对话框

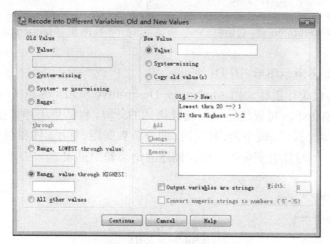

图6 Old and New Values 对话框

（四）实验材料
SPSS 软件

实验指导五

（一）实验项目名称
统计描述

（二）实验目的
1. 学会绘制频数分布图（直方图）和正态曲线。
2. 学会根据直方图判断资料的分布类型。

3．学会使用 SPSS 软件计算下列统计指标：

（1）集中趋势指标：均数、中位数、百分位数。

（2）离散趋势指标：极差、四分位数间距、方差、标准差。

（三）实验内容

1．判断资料的分布类型　对资料分布类型的判断，既可以根据频数分布表中频数分布的规律做出粗略的判断，也可以根据频数分布图的形状来判断。频数分布图可以在作频数分布表时同时完成。

【例2】　打开数据文件"例1一般资料"，判断体重的分布类型。

（1）点击 Analyze → Descriptive Statistics → Frequencies，打开 Frequencies 对话框（图7）。

（2）将变量 weight 选入 Variable(s)框中，在 Frequencies 对话框中点击 Charts 按钮，打开 Charts 对话框（图8），选中 Hisgrams 和 Show normal curve on histogram，可绘制直方图（Histogram）及正态曲线（Normal Curve）。

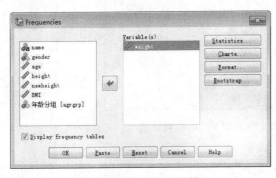

图7　Frequencies 对话框

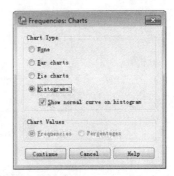

图8　Frequencies：Charts 对话框

（3）输出窗口出现如下所示图形（图9）：

2．计算常用的描述性统计指标　用 Analyze → Descriptive Statistics → Frequencies 打开频数分析的对话框（图7），点击 Statistics 可以进行常用统计指标的计算，包括集中趋势指标（均数、中位数）、离散趋势指标（标准差、方差、极差、最小值、最大值、四分位数间距、标准误）和百分位数指标（四分位数、任意百分位数）（图10）。如对体重变量进行统计描述的结果输出见表2。

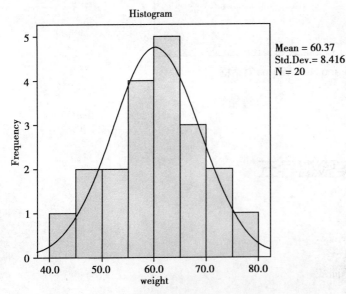

图9　体重的频数分布图（直方图）

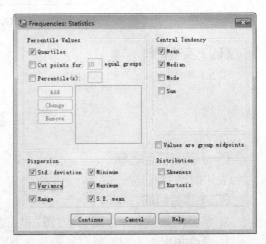

图10　描述性统计指标对话框

126

表2　体重的描述性统计量输出结果

N	Valid	20
	Missing	1
Mean		60.365
Std.Error of Mean		1.8819
Median		60.050
Std.Deviation		8.4163
Range		31.6
Minimum		44.3
Maximum		75.9
Percentiles	25	54.825
	50	60.050
	75	66.075

（四）实验材料

SPSS 软件

实验指导六

（一）实验项目名称

计量资料的统计推断

（二）实验目的

1. 了解假设检验的步骤及意义。

2. 熟悉常用的计量资料的统计推断方法（单样本 t 检验、两独立样本 t 检验、配对设计的 t 检验、方差分析、Pearson 相关分析）。

（三）实验内容

1. 单样本 t 检验　在本书第七章的例 7-2 中，要比较某地正常 20 岁男子的平均身高与一般男子的平均身高是否存在差异，可用 SPSS 软件进行单样本 t 检验。操作步骤如下：

（1）录入数据：建立一个数值变量身高 height，逐个录入个体的身高测量值，数据见文件"例 7-2 单样本 t 检验"。

（2）点击 Analyze → Compare Means → One-Sample T Test，弹出 One-Sample T Test 对话框（图 11）：

（3）点击身高变量 height 送入 Test Variable（s）框中；在 Test Value 框中输入总体均数 171.3。

（4）点击 OK 提交程序运行。在"Output"窗口中输出结果如下（表 3，表 4）。

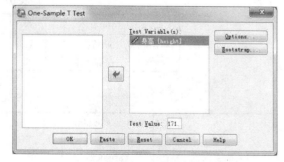

图 11　One-Sample T Test 对话框

软件首先输出了 20 名男子身高的均数、标准差、标准误（表 3），然后输出了单样本 t 检验的结果（表 4），$t = 25.467$，$P < 0.001$，差异有统计学意义，故认为该地 20 岁男子的平均身高要高于一般 20 岁男子的平均身高。

表3　单样本描述统计结果

	N	Mean	Std.Deviation	Std.Error Mean
身高	20	176.540	0.9202	0.2058

表4 单样本 *t* 检验结果

	Test Value = 171.3					
					95% Confidence Interval of the Difference	
	t	df	Sig.（2-tailed）	Mean Difference	Lower	Upper
身高	25.467	19	0.000	5.2400	4.809	5.671

2．两独立样本 *t* 检验　在本书第七章的例 7-3 中，要比较正常出院的产妇与早期出院的产妇之间育儿能力是否存在差异，可用 SPSS 软件进行两独立样本 *t* 检验。操作步骤如下：

（1）录入数据：建立两个变量，一个分组变量 group，一个检验变量 maternal_competence。group 变量针对正常出院组和早期出院组分别录入 1 和 2，数据见文件"例 7-3 两独立样本 *t* 检验"。

（2）选择 Analyze → Compare Means → Independent-Samples T Test，弹出"Independent-Samples T Test"对话框（图 12）。

（3）将变量 maternal_competence 作为检验变量，送入 Test Variable 框中；将变量 group 作为分组变量，送入 grouping Variable 框中。

（4）点击 Define Groups 按钮展开定义分组对话框（图 13）。在两个框中分别键入 1 和 2，点击"continue"返回。

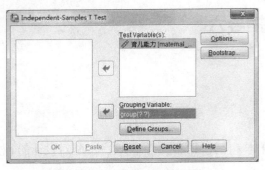

图 12　两独立样本 *t* 检验对话框

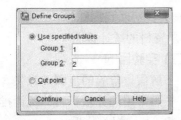

图 13　独立样本 *t* 检验中"Define Groups"对话框

（5）在主对话框中点击 Options 按钮展开 Options 对话框，在 Confidence Interval 参数框中输入 95（或）99。最后点击"OK"，将命令程序提交运行。在 Output 窗口中输出结果如下（表 5，表 6）。

表5 描述统计结果

	group	N	Mean	Std.Deviation	Std.Error Mean
育儿能力	正常出院组	10	25.00	5.185	1.640
	早期出院组	10	19.00	4.137	1.308

表6 *t* 检验结果

	Levene's Test For Equality of Variances		*t*-test for Equality of Means						
								95% Confidence Interval of the Difference	
	F	Sig.	*t*	df	Sig.（2-tailed）	Mean Difference	Std.Error Difference	Lower	Upper
育儿能力 Equal Variances Assumed	0.554	0.466	2.860	18	0.010	6.000	2.098	1.593	10.407
Equal variances not assumed			2.860	17.153	0.011	6.000	2.098	1.577	10.423

结果说明：表 5 为描述性统计量，表 6 左边部分是方差齐性检验，用于判断两总体方差是否齐，若 $P>0.05$ 表示方差齐，看第一行的 t 检验结果，若 $P<0.05$ 表示方差不齐，看第二行的 t 检验结果。该例中 $F=0.554>0.5$，故表示方差齐，因此看第一行的 t 检验结果，$t=2.860$，$P<0.05$，故可得出：正常出院的产妇其育儿能力高于早期出院的产妇。

3. 配对 t 检验　在本书第七章的例 7-4 中，要比较饮食干预前后老年人的胆固醇水平有无变化，需进行配对 t 检验。其在 SPSS 软件中的操作步骤如下：

（1）录入数据：建立两个变量"before"和"after"，分别代表干预前后的胆固醇水平，见数据文件"例 7-4 配对 t 检验"。

（2）选择 Analyze → Compare Means → Paired-Samples T Test，弹出"Paired-Samples T Test"对话框（图 14）：

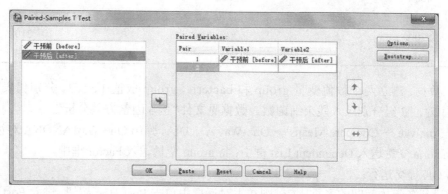

图 14　配对 t 检验对话框

（3）选择一个变量后，按下 Shift 键同时将另一个变量一同选中后，点击向右箭头将两变量送入 Paired Variable 框中。

（4）在主对话框中点击"OK"按钮提交运行。输出结果如下（表 7，表 8，表 9）。

表 7　描述统计结果

		Mean	N	Std.Deviation	Std.Error Mean
Pair 1	干预前	193.30	10	20.061	6.344
	干预后	186.50	10	15.722	4.972

表 8　两变量的相关性结果

		N	Correlation	Sig.
Pair 1	干预前 & 干预后	10	0.600	0.066

表 9　配对变量差值的 t 检验结果

		Paired Differences					t	df	Sig.(2-tailed)
		Mean	Std.Deviation	Std.Error Mean	95% Confidence Interval of the Difference				
					Lower	Upper			
Pair 1	干预前 - 干预后	6.800	16.457	5.204	−4.973	18.573	1.307	9	0.224

结果说明：表 7 为单变量描述统计量。表 8 给出两变量的相关系数及相关系数为 0 的假设成立的

概率。表 9 给出配对变量差值的 t 检验结果。$t=1.307$，$P=0.224>0.05$，故可得出结论：尚不能认为该饮食对老年人的胆固醇水平有影响。

4. 单因素方差分析

【例 3】 某医院感染监测小组对三种新型消毒剂的消毒效果进行考察，经过一段时期的使用，评价被消毒物品的残余细菌数（cfu/m²），试验结果如下（表 10），试问这 3 种消毒剂的消毒效果是否存在差异？

表 10 使用 3 种消毒剂消毒后的残余细菌数比较（cfu/m²）

A 消毒剂	B 消毒剂	C 消毒剂
250	160	230
300	190	200
400	220	200
240	170	180
270		210
260		230

（1）录入数据：建立两个数值变量 group 和 bacteria，group 取值 1、2、3，分别代表 3 种消毒剂；bacteria 变量中对应 3 组分别录入残余细菌数。数据见文件"例 3 因素方差分析"。

（2）选择 Analyze → Compare Means → One-Way ANONA，弹出 One-Way ANONA 对话框（图 15）。

（3）将 bacteria 变量送入 Dependent List 框中；将 group 变量送入 Factor 框中。

（4）单击 OK 提交运行。

（5）如需进行各组均数间的多重比较，则在主对话框中单击 Post Hoc 按钮，进入 Post Hoc Multiple Comparison 对话框（图 16）。如果方差齐，常用 LSD、S-N-K 等方法对各组均值进行比较。输出结果如下（表 11，表 12，表 13）。

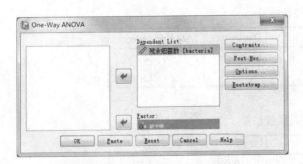

图 15 One-Way ANONA 对话框

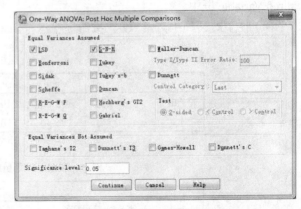

图 16 One-Way ANONA：Post Hoc Multiple Comparison 对话框

表 11 方差分析结果

	Sum of Squares	df	Mean Square	F	Sig.
Between Groups	30 686.667	2	15 343.333	8.787	0.004
Within Groups	20 953.333	12	1746.111		
Total	51 640.000	14			

结果说明：表 11 为方差分析的结果：组间、组内和总的离均差平方和、自由度、均方、F 值、P 值。$F=8.787$，$P=0.004<0.05$，表明 3 种消毒剂的消毒效果不全相同。表 12 和表 13 为均数两两比较的结果。由该结果可以看出：A 消毒剂的效果差于 B 和 C 消毒剂，B 消毒剂与 C 消毒剂的效果相同。

表12　组间两两比较结果（LSD 法）

(I) group	(J) group	Mean Difference (I-J)	Std.Error	Sig.	95% Confidence Interval	
					Lower Bound	Upper Bound
LSD	A 消毒剂	B 消毒剂	101.667*	26.973	0.003	42.90	160.44
		C 消毒剂	82.667*	25.303	0.007	27.54	137.80
	B 消毒剂	A 消毒剂	−101.667*	26.973	0.003	−160.44	−42.90
		C 消毒剂	−19.000	28.031	0.511	−80.07	42.07
	C 消毒剂	A 消毒剂	−82.667*	25.303	0.007	−137.80	−27.54
		B 消毒剂	19.000	28.031	0.511	−42.07	80.07

*.The mean difference is significant at the 0.05 level

表13　组间两两比较结果（S-N-K 法）

group		N	Subset for alpha = 0.05	
			1	2
Student-Newman-Keuls[a, b]	B 消毒剂	4	185.00	
	C 消毒剂	5	204.00	
	A 消毒剂	6		286.67
	Sig.		0.492	1.000

5．相关分析

【例4】　某研究者欲探讨癌症患者的社会支持与生活质量之间的关系,调查了 11 名癌症患者的社会支持与生活质量,结果如下（表14）,试作直线相关分析。

表14　12 名患者的社会支持与生活质量得分

编号	社会支持	生活质量	编号	社会支持	生活质量
1	30	28	7	16	18
2	22	25	8	20	21
3	26	23	9	27	25
4	25	26	10	24	23
5	17	22	11	31	30
6	14	17	12	13	18

（1）录入数据:建立两个数值变量 SS（社会支持）和 QOL（生活质量）。分别录入 12 条记录,见数据文件"例4相关分析"。

（2）绘制散点图:点击 Graphs → Scatter/ Dot → Simple Scatter → Define,弹出 Simple Scatterplot 对话框（图17）。

（3）将 SS 变量送入 X Axis 框中,将 QOL 变量送入 Y Axis 框中。

（4）点击 OK 提交程序运行。输出结果如下（图18）:

（5）计算相关系数并进行假设检验:点击 Analyze → Correlate → Bivariate,弹出 Bivariate Correlation 对话框（图19）。将 SS 变量和 QOL 变量同时送入 Variable 框中,在 Correlation Coefficients 下选择 Pearson,点击 OK 提交程序运行,输出结果如下（表15）。

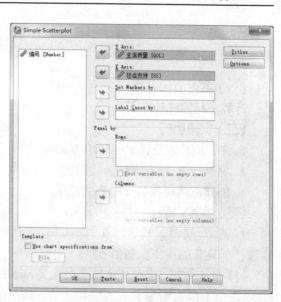

图17　Simple Scatterplot 对话框

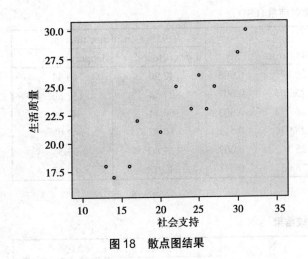

图 18 散点图结果

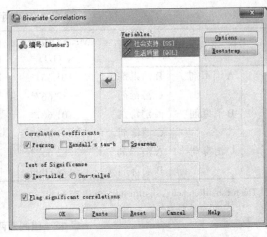

图 19 Bivariate Correlation 对话框

表 15 癌症患者的社会支持与生活质量相关分析输出结果

		社会支持	生活质量
社会支持	Pearson Correlation	1	0.931**
	Sig.（2-tailed）		0.000
	N	12	12
生活质量	Pearson Correlation	0.931**	1
	Sig.（2-tailed）	0.000	
	N	12	12

**Correlation is significant at the 0.01 leve（2-tailed）

由图 18 的散点图可以看出,癌症患者的社会支持与生活质量之间呈线性相关。表 15 的输出结果中,给出了社会支持和生活质量的相关系数为 0.931,对相关系数进行假设检验,$P<0.001$,说明癌症患者的社会支持和生活质量之间有直线相关关系。且 r 值为正,说明癌症患者得到的社会支持越多,其生活质量也越高。

（四）实验材料

SPSS 软件

实验指导七

（一）实验项目名称

计数资料的统计推断

（二）实验目的

1. 熟悉四格表资料 χ^2 检验的方法及其适用条件。

2. 熟悉行 × 列表资料 χ^2 检验的方法及其适用条件。

3. 能够正确解释假设检验的结果。

（三）实验内容

1. 行 × 列表 χ^2 检验 在例 7-6 中,要比较两种健康教育方法的有效率是否存在差异,在 SPSS 软件进行 χ^2 检验的操作步骤如下:

（1）录入数据:建立两个数值变量 group 和 effect。group 取值 1 和 2,分别代表试验组和对照组,effect 取值 1 和 2,分别代表有效和无效。按分组规定分别录入 200 条记录,数据见"例 7-6 卡方检验"。

(2) 选择 Descriptive Statistics → Crosstabs,弹出"Crosstabs"对话框(图 20)。

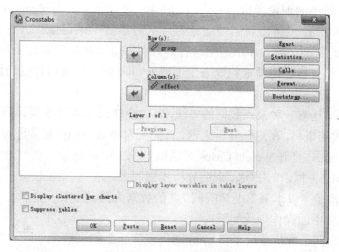

图 20　Crosstabs 对话框

(3) 将 group 变量送入 Row(s)框中作行变量,将 effect 变量送入 Column(s)框中作列变量。

(4) 单击 Statistics 按钮,展开 Statistics 对话框,选中 Chi-square 复选项。

(5) 单击 Continue 按钮,回到主对话框,单击 OK 按钮,提交系统运行。输出结果如下(表 16,表 17,表 18)。

表 16　有效及缺失例数

	Cases					
	Valid		Missing		Total	
	N	Percent	N	Percent	N	Percent
group * effect	200	100.0%	0	0.0%	200	100.0%

表 17　行 × 列交叉表统计描述结果

		effect		Total
		有效	无效	
group	试验组	70	30	100
	对照组	40	60	100
Total		110	90	200

表 18　χ^2 检验结果

	Value	df	Asymp.Sig. (2-sided)	Exact Sig. (2-sided)	Exact Sig. (1-sided)
Pearson Chi-Square	18.182[a]	1	0.000		
Continuity Correction[b]	16.990	1	0.000		
Likelihood Ratio	18.480	1	0.000		
Fisher's Exact Test				0.000	0.000
Linear-by-Linear Association	18.091	1	0.000		
N of Valid Cases	200				

结果说明:表 16 为有效(valid)及缺失(missing)的例数;表 17 为行 × 列交叉表(本例为四格表)

133

的统计描述。表 18 为 χ^2 检验的结果，"Value"值即为 χ^2 值。在读取结果时，首先看表下备注"0 个格子的理论频数小于 5，最小的理论频数为 45"，且 $n>40$，故选用第一行 Pearson Chi-Square 对应的 χ^2 值，$\chi^2=18.182$，$P<0.001$，故可得出新的健康教育方法对患者采纳健康行为有影响。若备注显示，有格子的理论数在 1 和 5 之间，且 $n\geq40$，则应进行连续性校正，此时结果选用第二行数据（Continuity Correction）；若备注显示有格子的理论频数小于 1 或 $n<40$，则选择第四行确切概率法（Fisher's Exact Test）对应的 P 值。

另外，如图 21 所示，还有一种录入数据的方法，可以直接录入各组分类计数的频数资料。

对于该种录入形式的资料，在进行分析之前，首先要对频数（freq）变量进行加权处理，具体操作步骤为：Data → Weight Cases，打开 Weight Cases 对话框（图 22），将 freq 变量选入 frequency variable 框，单击 OK，余后分析步骤同上。

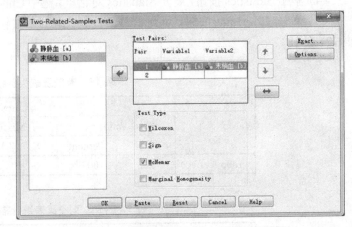

	group	effect	freq
1	1	1	70
2	1	2	30
3	2	1	40
4	2	2	60

图 21　χ^2 检验的数据录入形式

2. 配对设计的 χ^2 检验　以本书第七章的例 7-7 的数据为例，配对 χ^2 检验在 SPSS 统计软件中的操作步骤如下：

（1）录入数据：建立两个数值变量 a 和 b，分别代表静脉血和末梢血。a 取值 1 和 2，代表乙肝抗原检测结果为阳性和阴性；b 同样取值 1 和 2，也分别代表阳性和阴性。按分组规定分别录入 300 条记录，数据见文件"例 7-7 配对卡方检验"。

（2）选择 Nonparametric test → 2 Related Samples，弹出两个相关样本检验的对话框（图 23）。

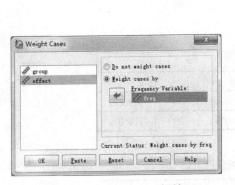

图 22　Weight Cases 对话框　　　　图 23　Two-Related-Samples Tests 对话框

（3）将 a 变量和 b 变量选入 Test Pairs 框中。

（4）在 Test Type 栏选中 McNemar 复选框。

（5）单击 OK 按钮，提交系统运行。输出结果如下（表 19，表 20）。

表 19　配对设计资料的四格表

	末梢血	
静脉血	阳性	阴性
阳性	47	3
阴性	7	243

表 20　配对设计四格表资料的 χ^2 检验（McNemar Test）结果

	静脉血 & 末梢血
N	300
Exact Sig.（2-tailed）	0.344[a]

b. McNemar Test

表 19 为配对设计四格表资料的统计描述,表 20 为 χ^2 检验的结果,$P=0.344>0.05$,差异无统计学意义,因此可以认为两种方法的检测结果相同。

3. 等级资料的秩和检验

(1) 录入数据:需建立 3 个变量,分别为分组变量 group、疗效变量 effect 和频数变量 freq。group 取值 1 和 2(1 = 干预组,2 = 对照组),effect 取值 1、2、3(1 = 差,2 = 中,3 = 好),数据见文件"例 7-8 秩和检验"。

(2) 单击 Data → Weight Cases,对 Freq 变量进行加权。

(3) 点击 Analyze → Nonparametric Tests → 2 Independent Samples,弹出 Two-Independent-Samples Tests 对话框(图 24)。

(4) 点击 Define Groups 按钮展开定义分组对话框(图 25)。在两个框中分别键入 1 和 2,点击 Continue 返回。

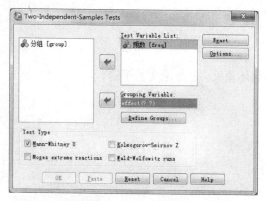

图 24　Two-Related-Samples Tests 对话框

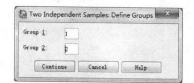

图 25　秩和检验中 Define Groups 对话框

(5) 在 Test type 复选框中选择 Mann-Whitney U 检验选项。

(6) 点击 OK 提交程序运行。输出结果如下(表 21,表 22):

表 21　Ranks 秩

	分组	N	Mean Rank	Sum of Ranks
疗效	干预组	46	54.15	2491.00
	对照组	46	38.85	1787.00
	Total	92		

表 22　检验统计量输出结果

	疗效
Mann-Whitney U	706.000
Wilcoxon W	1787.000
Z	−2.962
Asymp.Sig.(2-tailed)	0.003

表 21 显示干预组的平均秩次为 54.15,对照组的平均秩次为 38.85,从表 22 显示的结果来看,$u=2.962$,$P<0.05$,差异有统计学意义。因此干预组的肩关节功能恢复优于对照组。

(四)实验材料

SPSS 软件

实验指导八

(一)实验项目名称

护理科研论文的分析及报告

(二)实验目的

1. 通过分析护理科研论文的结构和内容,掌握其书写格式。

2. 能够报告护理科研论文的主要内容。

(三)实验内容

1. 教师选取在"文献检索"实验课检索的护理科研论文、综述论文、个案论文各 1 篇,分析其结构和内容。

2. 学生每 5～6 人组成小组,每组选取在"文献检索"实验课检索的护理科研论文 1 篇,按照文题、目的、方法、结果、讨论、结论的格式,通过 PPT 课件向同学介绍论文的内容。

3. 教师点评、总结。

(四)实验材料

1. 在"文献检索"实验课检索的护理科研论文、综述论文、个案论文若干篇。

2. 学生制作的 PPT 课件。

第一章

1. D	2. B	3. A	4. E	5. D	6. A	7. D	8. E	9. E	10. C
11. D	12. A	13. A	14. B	15. B	16. A	17. A	18. A	19. D	

第二章

1. A	2. E	3. E	4. E	5. B	6. E	7. C	8. E	9. E	10. C
11. A	12. A	13. D	14. B	15. D	16. C	17. B	18. A	19. B	

第三章

1. A	2. B	3. C	4. C	5. C	6. B	7. D	8. D	9. C	10. A
11. B	12. B	13. B	14. D	15. C	16. A	17. A	18. B	19. B	20. A

第四章

1. D	2. A	3. D	4. C	5. D	6. ABCE	7. B	8. A	9. B	10. D
11. C	12. BC	13. D	14. A	15. B	16. A	17. D	18. C	19. E	

第五章

1. B	2. B	3. E	4. D	5. A	6. D	7. D	8. B	9. E	10. D
11. C	12. E	13. D	14. C	15. E	16. D	17. D	18. C	19. E	

第六章

1. B	2. A	3. B	4. C	5. D	6. C	7. E	8. A	9. C	10. B
11. B	12. D	13. E							

第七章

1. B	2. A	3. D	4. D	5. B	6. C	7. D	8. B	9. C	10. B
11. C	12. C	13. A							

第八章

1. E	2. C	3. A	4. D	5. C	6. C	7. A	8. C	9. D	10. E
11. A	12. D	13. C	14. D	15. C	16. E	17. D			

中英文名词对照索引

参考文献

1. 风笑天. 社会学研究方法. 第3版. 北京：中国人民大学出版社，2009

2. 郭秀花. 医学现场调查技术与统计分析. 北京：人民卫生出版社，2009

3. 胡雁. 护理研究. 第4版. 北京：人民卫生出版社，2012

4. 胡家荣. 文献检索. 北京：人民卫生出版社，2009

5. 韩世范，程金莲. 护理科学研究. 北京：人民卫生出版社，2010

6. 江景芝. 护理科研与文献检索. 北京：高等教育出版社，2005

7. 李峥，刘宇. 护理学研究方法. 北京：人民卫生出版社，2012

8. 刘华平. 护理学研究. 长沙：湖南科学技术出版社，2012

9. 梁万年. 医学科研方法学. 北京：人民卫生出版社，2002

10. 孙风梅. 医学信息检索. 北京：人民卫生出版社，2008

11. 孙振球，徐勇勇. 医学统计学. 第3版. 北京：人民卫生出版社，2011

12. 舒华，张亚旭. 心理学研究方法. 北京：人民教育出版社，2008

13. 肖顺贞. 护理研究. 第2版. 北京：人民卫生出版社，2002

14. 肖顺贞. 护理研究. 第3版. 北京：人民卫生出版社，2006

15. 王家良. 临床流行病学. 上海：上海科学技术出版社，2009

16. 王克芳. 护理科研. 北京：北京大学医学出版社，2007

17. 约翰·肖内西，尤金·泽克迈斯特，珍妮·泽克迈斯特. 心理学研究方法. 张明译. 北京：人民邮电出版社，2010

18. 殷翠. 护理管理与科研基础. 北京：人民卫生出版社，2011

19. 曹枫林，李婷婷，刘凤芹，等. 功能失调性态度问卷在产后抑郁患者中的测评分析. 中华护理杂志，2008，43（8）：755-756

20. 崔仁善，李春玉，姜明子. 中年女性尿失禁现状及对心理健康的影响. 中华护理杂志，2009，44（8）：752-754

21. 范丽凤，郑亚光，朱秀勤，等. 糖尿病患者跌倒及其危险因素研究. 中华护理杂志，2004，39（10）：730-734

22. 郭玲玲，胡雁，费锦萍，等. 居家腹膜透析患者自我护理能力现状及影响因素分析. 中华护理杂志，2013，48（5）：436-438

23. 黄苗，谭惠仪，陈丽映，等. 多发伤患者术后合并骶尾部巨大压疮及多处创面的护理. 中华护理杂志，2013，48（4）：304-305

24. 贺美玲，隆春玲，郭志华，等. 小组心理干预对空巢老年人焦虑抑郁情绪的影响. 中华护理杂志，2013，48（5）：450-452

25. 李丽，Patricia Ryan-Krause，李映兰. 儿童意外伤害的研究进展. 护理研究，2012，26（11A）：2890-2891

26. 李玉丽，曹枫林. 护理本科生创新行为调查. 护理学杂志，2011，26（23）：63-64

27. 刘静馨，陈沁. 护理本科生高仿真模拟教学学习体验的现象学研究. 中国实用护理杂志，2011，27（5）：74-76

28. 刘静馨，陈沁，罗艳华. 仿真模拟教学在护理专业中的应用. 中华现代护理杂志，2011，17（5）：616-618

29. 龙周婷，曹枫林，曹丹凤，等. 功能性失调性认知对孕妇抑郁情绪的影响. 护理研究，2012，26（10B）：2722-2723

30. 杨巧红，肖丹，李东娜，等. 院前家庭急救对出血性脑卒中预后的影响. 中华护理杂志，2009，44（5）：410-412

31. 吴友凤，罗凤. 乳腺癌术后患侧上肢康复治疗的研究进展. 护理研究，2013，27（2A）：296-297

32. 曾玉，席淑新，叶志成，等. 技能训练对成人低视力患者自我效能和生活质量的影响. 中华护理杂志，2013，48（5）：411-414

33. 曾丽智. 过渡期护理干预对COPD患者服药依从性和生活质量的影响. 广州：广州医科大学，2013

34. 曾丽智, 陈沁, 梅碧琪. 慢性阻塞性肺疾病肺康复的心理干预研究进展. 现代临床护理, 2012, 11(8): 68-71

35. 朱渊, 刘晓芯, 陈娟, 等. 放松训练对肺癌患者围手术期康复的效果. 中华护理杂志, 2013, 48(5): 465-467

36. Denise F. Polit, Cheryl Tatano Beck.*Nursing Research, Principles and Methods*, Seventh Edition, published by Lippincott Williams & Wilkins, in 1998.

37. Denise F. Polit, Cheryl Tatano Beck.*Essentials of nursing research: methods, appraisal and utilization*, 6th ed. published by Lippincott Williams & Wilkins, in 1989.

38. Polit, DF. & Beck, CT.Nursing Research: Principles and Methods.7th ed.Philadelphia: Lippincott Williams & Wilkins, 2004

39. Polit, DF. & Beck, CT.Essentials of Nursing Research: Appraising Evidence for Nursing Practice.7th ed.Philadelphia: Wolters Kluwer Health Lippincott Williams & Wilkins, 2010